実践！パーキンソン病治療薬をどう使いこなすか？

PRACTICAL GUIDE TO PARKINSON'S DISEASE MEDICATIONS

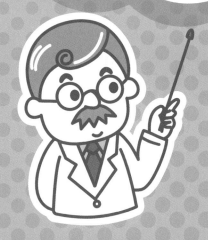
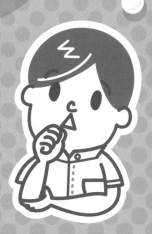

著 武田 篤・柏原健一・織茂智之

南江堂

■執筆者一覧■

武田　篤	たけだ あつし	国立病院機構仙台西多賀病院	院長
柏原　健一	かしはら けんいち	岡山脳神経内科クリニック	院長
織茂　智之	おりも さとし	上用賀世田谷通りクリニック	院長

■序　文■

　いまだ根治的治療法が確立されていないものの，パーキンソン病についてはこれまでに多くの治療法が開発され症状の緩和が可能となっている．しかし治療法の選択肢・組み合わせの多様性が飛躍的に増加した結果，個々の症例の治療選択についてどうすべきか悩むケースも少なくないと思われる．パーキンソン病の治療は長期にわたり，その全経過を通して有益性の積分値が最大限化されるように初期治療からの工夫が求められる．しかし有益性の尺度が個々の症例の年齢・性別・生活環境，さらには人生観によっても異なってくる可能性があり，長期的視野からのテーラーメイド治療が求められる．一方で，未曾有の超高齢社会に突入したわが国では年々パーキンソン病患者が増加しており，最早一部の専門医だけではとても対応しきれない状態である．本書はこうした状況から，パーキンソン病治療に関する up to date な情報をコンパクトにまとめることを意図して企画された．

　筆者らはいずれも「パーキンソン病診療ガイドライン 2018」の作成に委員として参加してきた．ガイドラインはあくまでエビデンスに基づいての記述が求められる．しかしながら特にパーキンソン病のように多様な症状への対処を求められる疾患では，臨床的に重要であっても十分なエビデンスのない部分も多い．そこで，本書は基本的には「パーキンソン病診療ガイドライン 2018」に準拠しつつ，ガイドラインには記載できない診療のコツのような部分まで含めて筆者らの経験を盛り込むことを試みた．筆者らは長年にわたりパーキンソン病診療に携わってきた．出身大学，研修先，その後の勤務先についても接点はないが，学会活動などを通してパーキンソン病治療についてのディスカッションを重ねてきており，互いに最も信頼する専門医である．本書の内容はそれぞれが分担執筆したあとに相互に査読し，全員の合意を得たものとなっている．本書がパーキンソン病診療に携わる多くの医療関係者にとって有益な内容を含み，パーキンソン病診療の向上に役立つことができれば筆者らの存外の喜びである．

2018 年 10 月

武田　篤
柏原健一
織茂智之

■目　次■

口絵：パーキンソン病治療薬一覧 …………………………… 武田　篤　vii

第1章　パーキンソン病治療の考え方　　1

|1| パーキンソン病治療の考え方 ………………………… 武田　篤　2

第2章　これだけは押さえたい！　パーキンソン病治療薬のキホン　　9

|1| 最初に選択すべき薬剤は何か ………………………… 織茂智之　10
|2| 薬剤の選択基準は何か ………………………………… 織茂智之　14
|3| 維持量はどのように決定するか ……………………… 武田　篤　21
|4| 薬剤の効果が減弱してきた場合はどうするか ……… 武田　篤　25
|5| 手術や検査のときはどうするか ……………………… 柏原健一　29
|6| 注意が必要な副作用とその対策 ……………………… 織茂智之　32
|7| 併用に注意が必要な薬剤と投与禁忌 ………………… 柏原健一　37
|8| 薬剤により発症するパーキンソニズム ……………… 柏原健一　40

第3章　達人に学ぶ！　パーキンソン病薬物治療の実際　　45

A. 運動症状の治療　　46

|1| 治療導入はどうするか ………………………………… 武田　篤　46
|2| 進行期パーキンソン病の治療はどうするか ………… 織茂智之　50
|3| 難治性運動症状の治療はどうするか ………………… 柏原健一　62

B. 非運動症状の治療　　70

|1| うつ ……………………………………………………… 柏原健一　70
|2| 認知機能障害 …………………………………………… 織茂智之　77
|3| 幻覚・妄想 ……………………………………………… 柏原健一　85
|4| 睡眠障害 ………………………………………………… 柏原健一　95
|5| 自律神経症状 …………………………………………… 織茂智之　104
|6| 感覚症状 ………………………………………………… 武田　篤　121

第4章 これで名人！ 問題症例にどう対処するか？　127

- 症例1　起立性低血圧が先行した例 ………………………… 織茂智之　128
- 症例2　嚥下障害が徐々に進行した高齢者の例 ……………… 武田　篤　134
- 症例3　衝動制御障害で家族が困った例 ……………………… 柏原健一　138
- 症例4　自動車の運転が必要な例 ……………………………… 織茂智之　144
- 症例5　脳深部刺激療法（DBS）でよくなった若年例 ……… 柏原健一　147
- 症例6　急に生じるオフ（unpredictable-off）の例 ………… 武田　篤　151

索引 ———————————————————————— 153

パーキンソン病治療薬一覧

分類	一般名	商品名	主な薬剤の外観
L-ドパ	L-ドパ	• ドパゾール® 錠 [錠剤：写真1] • ドパストン® 散・カプセル・注射液 [注射液：写真2]	1 （第一三共） 2 （大原）
	L-ドパ・カルビドパ配合	• ネオドパストン® 配合錠L [写真3] • メネシット® 配合錠 **後発品** • カルコーパ® 配合錠L • ドパコール® 配合錠L • パーキストン® 配合錠L • レプリントン® 配合錠L	3 （第一三共）
	L-ドパ・ベンセラジド配合	• イーシー・ドパール® 配合錠 [写真4] • ネオドパゾール® 配合錠 • マドパー® 配合錠	4 （協和発酵キリン）
	L-ドパ・カルビドパ水和物・エンタカポン配合	• スタレボ® 配合錠L [写真5]	5 （ノバルティス）
	L-ドパ・カルビドパ水和物配合	• デュオドーパ® 配合経腸用液 [写真6]	6 （アッヴィ）

（つづく）

(つづき)

分類	一般名	商品名	主な薬剤の外観
COMT阻害薬	エンタカポン	・コムタン®錠 [写真7]	7 (ノバルティス)
		後発品 ・エンタカポン 100 mg「JG」 ・エンタカポン 100 mg「KN」 ・エンタカポン 100 mg「アメル」 ・エンタカポン 100 mg「トーワ」	
	オピカポン	・オンジェンティス®錠	
MAOB阻害薬	セレギリン	・エフピー®OD錠 [写真8]	8 (エフピー)
		後発品 ・セレギリン塩酸塩錠「アメル」,「タイヨー」	
	ラサギリン	・アジレクト®錠 [写真9]	9 (武田)
	サフィナミド	・エクフィナ®錠	
		I. 麦角系ドパミンアゴニスト	
ドパミンアゴニスト	カベルゴリン	・カバサール®錠 [写真10]	10 (ファイザー)
		後発品 ・カベルゴリン錠「サワイ」,「タナベ」,「トーワ」,「F」	
	ブロモクリプチン	・パーロデル®錠 [写真11]	11 (サンファーマ-田辺三菱)
		後発品 ・アップノールB®錠 ・デパロ®錠 ・パドパリン®錠 ・ブロモクリプチン錠「フソー」,「F」,「TCK」	

(つづく)

(つづき)

分類	一般名	商品名	主な薬剤の外観
ドパミンアゴニスト	ペルゴリド	・ペルマックス®錠 [写真12] **後発品** ・ベセラール®錠 ・ペルゴリン®顆粒 ・ペルゴリド錠「サワイ」,「アメル」,「ファイザー」	12 (協和発酵キリン)
	II. 非麦角系ドパミンアゴニスト		
	アポモルヒネ	・アポカイン®皮下注 [写真13, 14]	13 (協和発酵キリン) 14 (インジェクター)
	タリペキソール	・ドミン®錠 [写真15]	15 (ベーリンガー)
	プラミペキソール	・ビ・シフロール®錠 [写真16] ・ミラペックス®LA錠 [写真17] **後発品** ・プラミペキソール塩酸塩OD錠「トーワ」, ・プラミペキソール塩酸塩錠「AA」,「EE」,「JG」,「KO」,「MEEK」,「SN」,「YD」,「アメル」,「サワイ」,「タカタ」,「ファイザー」,「日医工」,「日新」,「明治」,「TCK」,「DSEP」,「FFP」	16 (ベーリンガー) 17 (ベーリンガー)

(つづく)

パーキンソン病治療薬一覧

(つづき)

口絵・パーキンソン病治療薬一覧

分類	一般名	商品名	主な薬剤の外観
ドパミンアゴニスト	ロチゴチン	・ニュープロ® パッチ [写真 18]	18 (大塚)
ドパミンアゴニスト	ロピニロール	・レキップ® 錠 [写真 19] ・レキップ® CR 錠 [写真 20] ・ハルロピ® テープ 後発品 ・ロピニロール「JG」,「アメル」	19 (GSK) 20 (GSK)
ドパミン遊離促進薬	アマンタジン	・シンメトレル® 錠 [写真 21] 後発品 ・アテネジン® 錠 ・アマンタジン塩酸塩錠「サワイ」,「杏林」,「日医工」,「ZE」,「イセイ」	21 (サンファーマー田辺三菱)
L-ドパ賦活薬	ゾニサミド	・トレリーフ® 錠, OD 錠 [写真 22]	22 (大日本住友)
ノルアドレナリン前駆物質	ドロキシドパ	・ドプス® OD 錠 [写真 23] 後発品 ・ドロキシドパ® カプセル「アメル」,「日医工」,「マイラン」	23 (大日本住友)

(つづく)

パーキンソン病治療薬一覧

(つづき)

分類	一般名	商品名	主な薬剤の外観
アデノシンA_{2A}受容体拮抗薬	イストラデフィリン	・ノウリアスト®錠 [写真 24]	24 (協和発酵キリン)
抗コリン薬	トリヘキシフェニジル	・アーテン®錠 [写真 25] **後発品** ・セドリーナ®錠,トリヘキシフェニジル塩酸塩散/錠「CH」,トリヘキシフェニジル塩酸塩錠「タイヨー」,「アメル」,トリヘキシン®錠,パーキネス®錠2,パキソナール®,塩酸トリヘキシフェニジル錠「NP」	25 (ファイザー)
	ビペリデン	・アキネトン®錠 [写真 26] ・アキネトン®注 [写真 27] **後発品** ・タスモリン® ・アキリデン® ・ビペリデン塩酸塩錠「サワイ」	26 (大日本住友) 27 (大日本住友)
	ピロヘプチン	・トリモール®錠 [写真 28]	28 (長生堂-日本GE)
	プロフェナミン	・パーキン®糖衣錠/散 [糖衣錠:写真 29]	29 (田辺三菱)

(つづく)

（つづき）

分類	一般名	商品名	主な薬剤の外観
抗コリン薬	マザチコール	・ペントナ® 錠/散 ［錠剤：写真30］	30（田辺三菱）

COMT：カテコール-O-メチルトランスフェラーゼ．
MAOB：モノアミン酸化酵素．

参考文献

武田　篤（監）：パーキンソン病の薬の本「改訂版」，アルタ出版，東京，2017

第 1 章
パーキンソン病治療の考え方

1 パーキンソン病治療の考え方

> **ここが POINT !**
> - 治療時点での十分な症候改善とともに，中長期の運動合併症を防ぐような治療計画をめざす．
> - 治療薬の中心は現在もL-ドパである．L-ドパをどう使いこなすかで治療の質が決まる．
> - 進行期におけるアセチルコリン系の補充療法が注目されつつある．

パーキンソン病治療の基本的な考え方

a 早期治療はどうするか

1）運動合併症とは

　パーキンソン病の中心症状である運動機能障害は線条体のドパミン不足に伴う大脳基底核回路の機能不全に起因するため，中枢神経系へのドパミン補充が必然的に治療の中心となる．最も有効な治療薬はL-ドパ[1]であるが，導入から数年で薬効の短縮（ウェアリングオフ[2]）や不随意運動（ジスキネジア[3]）などの運動合併症[4]を併発することが大きな問題である．運動合併症

▶用語解説

[1] L-ドパ
ドパミンの前駆物質．脳内に入り込めないドパミンに対しL-ドパは可能で，脳に達した後にドパミンに変換されるため，ドパミン補充の有効な手段として用いられている．内服薬としてはL-ドパ単剤が処方されることは最近ではほぼない．

[2] ウェアリングオフ
第3章-A-2（p.51）参照．

[3] ジスキネジア
第3章-A-2（p.53）参照．

[4] 運動合併症
ジスキネジア，ジストニア，ウェアリングオフなどの，薬物使用が関与する異常な運動症状．

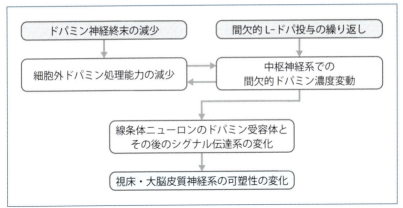

図1 パーキンソン病の進行と運動合併症出現機序

[Cenci MA : Trends Neurosci **30** : 236-243, 2007 を参考に作成]

はL-ドパの投与量が多いほど，投与期間が長いほど増大する．しかし，投与量が少ないと神経回路網の機能回復が十分に達成されず，患者の日常生活動作（ADL）や生活の質（QOL）を改善させることができない．このため，早期治療で最も大切なポイントは，運動機能の改善を十分に達成させることと，その後の運動合併症の予防を両立させることにある[1]．

2）運動合併症の原因と治療

運動合併症の原因は，薬剤投与によって生じる非生理的な中枢ドパミンレベルの間欠的変動である．L-ドパの血中半減期は約1時間前後と短いが，発症早期にはドパミン神経の終末部内でL-ドパから産生されたドパミンが神経に十分貯蔵されるため薬効は数時間持続する．しかし，進行に伴ってドパミン神経が減少するとドパミンの保存が十分にできなくなり，やがてL-ドパの血中濃度の変動がそのまま中枢のドパミン濃度の変動に連動することとなり，さらにそれが神経可塑性の変化を生じて運動合併症にいたると考えられている（図1）．一方で，ドパミンアゴニスト[5]の血中半減期はいずれも

▶用語解説

[5] ドパミンアゴニスト
直接ドパミンを補うドパミン系薬剤の1つ．ドパミンと化学的にとてもよく似た作用の物質であるが，ドパミンそのものではないため効果はL-ドパ配合剤に及ばない．長期に服用した場合の運動合併症出現頻度はL-ドパ配合剤よりも少ない．種類や剤形が豊富であり，近年は，長時間作動型の徐放剤や貼付剤などの開発が進んでいる．

数時間から数十時間程度であり，L-ドパに比べて長い．これまで報告されてきたドパミンアゴニスト開始群とL-ドパ単独使用群を比較した大規模臨床試験の結果は，いずれもドパミンアゴニスト群で有意に低い運動合併症発現を示している[1]．このため，早期の段階ではドパミンアゴニストを主としてジスキネジアを含む中長期的な運動合併症を予防しつつ，ドパミンアゴニスト単独で運動症状の改善が十分でない場合に，L-ドパでその不足分を補っていくべきであるというのが現在の基本的な考え方となっている．同様の理由で，モノアミン酸化酵素B（MAOB）阻害薬も早期治療の選択肢となりうる．特に，ドパミンアゴニストによる日中の傾眠や突発的睡眠に懸念がある場合にはMAOB阻害薬を選択する．一方で，ドパミンアゴニストやMAOB阻害薬の症状改善効果はどうしてもL-ドパに比して劣るため，L-ドパを早期に導入する必要に迫られるケースもしばしば経験する．L-ドパ以外の薬剤で治療開始した場合も，日常生活の障害が十分に改善されているかどうかを慎重に見定めて，不十分な場合は躊躇せずにL-ドパの導入に踏み切るべきである．

b 進行期治療はどうするか

進行期治療においては運動合併症に対する対処法が問題となる．これまで運動合併症に対する対処法としてL-ドパ製剤の少量・分割投与が経験的に行われ，エビデンスには乏しいものの有効であることが知られている．またドパミンアゴニストについても，L-ドパへの追加投与によりオフ時間の短縮が得られることが報告されている．また，セレギリンやエンタカポンについてもL-ドパとの併用でオフ時間の短縮が得られる．抗てんかん薬として本邦で開発されたゾニサミドについても，国内臨床試験によりオフ時間の短縮が証明された．ゾニサミドについては，ジスキネジアの増悪が少ないことが大きなメリットである．さらに2013年，アデノシンA_{2A}受容体拮抗薬であるイストラデフィリンが，L-ドパとの併用時に運動症状の全般的な改善とオフ時間の短縮効果を示すことが証明され承認されるにいたった．オフ時[6]のレスキュー療法としてアポモルヒネ皮下注も承認されており，さらに強力な運動合併症の治療手段として脳深部刺激療法（deep brain stimulation：DBS）[7]の安全性と有効性も確立してきた．最近，ゲル状にしたL-ド

パ・カルビドパ水和物配合経腸用液（levodopa-carbidopa intestinal gel：LCIG）を胃瘻経由で持続的に空腸に投与する治療法も本邦で承認され，運動合併症の選択肢は大幅に広がっている．

進行期においては非運動症状[8]に対する対処も重要である．なかでも認知機能の低下とそれに伴う幻覚や妄想などの精神症状に対する対処が必要となる症例は，人口の高齢化に伴って年々増加している．進行期にみられる精神症状を単純にドパミン補充療法の副作用と捉えるべきではない．パーキンソン病における認知機能障害の合併はほとんど必発といってよく，幻覚や妄想はそうした認知機能の低下を背景に生じている．このため，ドパミン補充療法によって運動機能障害を治療しつつ，認知機能障害の治療を並行して行うことでこれらの精神症状の対処にあたるべきである．

こうした進行期の運動合併症に対する薬物調整，そしてDBSなど外科的治療法導入の可否については専門医へのコンサルテーションが勧められる．さらに，認知機能障害や精神症状が問題となった場合にも専門医の意見を参考にすべきである．

パーキンソン病治療に関する今後の課題と展望

a 運動療法の有用性の確立

これまで経験的にパーキンソン病の運動症状の治療における運動療法の有用性は認められてきたが，二重盲検試験が困難であるなどの理由もあり，なかなかその有用性を科学的に確立することが困難であった．しかし最近，いくつかの工夫を凝らした臨床試験の結果から新たなエビデンスが示されてきた．たとえば，Liらは週に2回，1時間程度の別々の運動プログラムを3つ

▶用語解説

[6] オフ時
ウェアリングオフにより薬が効かなくなり，パーキンソン病の運動障害が悪化すること．

[7] 脳深部刺激療法
大脳基底核のうち，淡蒼球や視床下核などを標的として電極を挿入して刺激する手術療法．刺激装置を胸の皮下に留置し，刺激の設定によりパーキンソン症状をコントロールする．手術後は定期的な刺激装置の調整や，電池交換も必要になる．

[8] 非運動症状
抑うつ・認知機能障害などの精神症状，睡眠障害，嗅覚障害，便秘，頻尿，立ちくらみなどの自律神経症状，感覚障害などがある．

のグループに施行することにより，筋力増強やストレッチなどに重点をおいたプログラムと比較して，太極拳を用いたプログラムが有意差をもって，運動機能全般を改善し，特に転倒回数を減少させることを示した[2]．運動プログラムが認知機能を改善させる可能性や，運動が脳の可塑性そのものに影響を与えることを示す基礎的なデータも蓄積されつつある．これまでは薬物療法など患者側が受動的に介入を受ける治療方法が注目されてきたが，運動療法など患者側に能動性を求める治療介入の効果がより科学的に検証されつつある．

b 転倒・歩行スピードの低下とアセチルコリン系

　歴史的に抗コリン薬は最も古くから使用されているパーキンソン病の治療薬であり，振戦を中心として運動症状の全般に一定の改善効果をもつことが知られてきた．近年は抗コリン薬が潜在的に認知機能に悪影響を与えることから，認知機能障害が疑われる症例では使用を控えることが推奨されてきたが，認知機能に問題がないケースでは今も広く使用されている．しかしながら，認知症を伴っていないパーキンソン病例においてもすでにアセチルコリン[9]系は大脳皮質全体で低下していること[3]，さらに最近アセチルコリン系の低下が姿勢保持機能低下や歩行スピードの低下と関連していることが示されてきたこと[4]から，抗コリン薬の使用についてはこれまで以上に慎重にすべきではないかとのコンセンサスが得られつつある．実際，コリンエステラーゼ阻害薬による治療介入で転倒回数を減少させる可能性が示唆されている[5]．

　線条体におけるドパミン神経系に対してアセチルコリン系が抑制的に働くことから，この系の遮断によってドパミン系を賦活することが，抗コリン薬の主な作用機序と考えられる．しかし，アセチルコリン系は線条体のみならず，脳神経系のさまざまな部位でそれぞれの機能を担っており，抗コリン薬によってこのすべてを抑制することが総じてパーキンソン病治療に有益なの

▶用語解説

[9] アセチルコリン
神経伝達物質の1つ．主に副交感神経や運動神経の末端で働く．アルツハイマー病やパーキンソン病で低下している．

か，もし有益であるとすればどのようなサブグループで有益なのか，今一度再検討すべき段階にきていると考えられる．ごく最近，コリンエステラーゼ阻害薬によるアセチルコリン系の賦活が，認知症のないパーキンソン病例の歩行スピードや転倒といった運動障害に対して治療効果を示す可能性を示唆する研究結果が示された[6]．

C 開発中の新しいパーキンソン病治療

1）薬剤の開発

現在も複数の薬剤の開発が進んでいる．なかでも Drug Delivery System（DDS）[10]を工夫することで長時間作用が持続する L-ドパの開発が進んでいる．そのうちの1つである Rytary（日本で開発予定）は2015年初に米国で承認された．これによって運動合併症の治療法が大きくかわることが予想されるが，さらに早期から使用することで運動合併症が予防できるのかが今後の焦点となるだろう．その他にも，L-ドパの持続経腸療法，持続皮下注療法やプロドラッグの開発も進められており，今後の発展が期待される．

2）細胞移植治療

注目されている人工多能性幹細胞（iPS 細胞）による細胞移植治療であるが，本質的には一定のドパミン補充を持続的に線条体に対して行う技術であり，現在大きな問題となっているドパミン補充に不応性の症状，たとえば認知機能障害，嚥下障害，オン時のすくみ足，姿勢保持障害と易転倒性などには無効であると予測できる．このため対象は，L-ドパを中心とするドパミン補充療法[11]が有効であるが薬効が安定しない，または副作用などの理由で十分なドパミン補充療法が施行できない症例に限られると思われる．しかし，そうした症例については福音となる可能性があり，新たな治療手段として今後の進展が期待される．

▶用語解説

[10] Drug Delivery System（DDS）
薬を体内の必要な部位に，適切な時間経過で送り届けるための技術．治療薬の有効性を高めるうえで非常に重要となる．

[11] ドパミン補充療法
ドパミン補充を目的とした薬物療法．脳内ドパミンの不足によるパーキンソン病の運動機能障害に対して，きわめて有効である．

3）遺伝子治療

　遺伝子治療については，薬効性が乏しくなった孤発性パーキンソン病に対して，L-ドパをドパミンに変換する機能をもつ芳香族アミノ酸脱炭酸酵素の遺伝子を導入することで，L-ドパ治療に対する反応性を回復させる試みが本邦でも開始されているが，いまだ有効性は確立されていない．一部の遺伝性パーキンソン病に対して欠損遺伝子を補うようなトライアルも今後検討されている．

文　献

1) 日本神経学会（監修）：パーキンソン病診療ガイドライン2018，医学書院，東京，2018
2) Li F et al：Tai chi and postural stability in patients with Parkinson's disease. N Engl J Med **366**：511-519, 2012
3) Bohnen NI et al：Cortical cholinergic function is more severely affected in parkinsonian dementia than in Alzheimer disease：an in vivo positron emission tomographic study. Arch Neurol **60**：1745-1748, 2003
4) Bohnen NI et al：Gait speed in Parkinson disease correlates with cholinergic degeneration. Neurology **81**：1611-1616, 2013
5) Chung KA et al：Effects of a central cholinesterase inhibitor on reducing falls in Parkinson disease. Neurology **75**：1263-1269, 2010
6) Henderson EJ et al：Rivastigmine for gait stability in patients with Parkinson's disease（ReSPonD）：a randomised, double-blind, placebo-controlled, phase 2 trial. Lancet Neurol **15**：249-258, 2016

第2章
これだけは押さえたい！
パーキンソン病治療薬のキホン

1 最初に選択すべき薬剤は何か

ここが POINT!

- 運動症状の改善，非運動症状の治療，運動合併症の予防，神経変性の抑制の可能性を考えながら治療を開始する．
- 原則的には，年齢，認知症の有無などを勘案し，L-ドパ合剤またはドパミンアゴニストから開始する．
- 認知症がなく，運動症状が軽度の場合には，モノアミン酸化酵素B（MAOB）阻害薬から開始することも考える．

a 早期パーキンソン病の治療戦略は……

早期薬物療法の戦略として，まず運動症状[1]の改善と，その際に副作用・非運動症状[2]を極力悪化させないこと，非運動症状の治療，その後にみられる可能性のある運動合併症の予防，さらに神経変性の抑制の可能性を考えながら治療を開始する．

ガイドラインでは……

早期パーキンソン病治療のアルゴリズム（図1）では，薬剤治療開始時には患者の症状のみならず患者の治療の希望も考慮する．この際，患者の背景，仕事，患者の希望などを考慮してよく話し合う必要がある．次に認

▶用語解説

[1] 運動症状
主な運動症状は，運動緩慢，振戦，筋強剛，姿勢反射障害で，四徴と呼ばれる．

[2] 非運動症状
p.5 用語解説参照．

知機能障害などの精神症状発現のリスクが高い場合，あるいは症状が重いなど当面の症状改善を優先させる特別な事情がある場合にはL-ドパで開始し，その後，症状の改善が十分でない場合にはL-ドパ増量もしくはドパミンアゴニスト，MAOB阻害薬[3]などを追加する．精神症状発現のリスクが高くなく，さらに65歳未満発症などの運動合併症のリスクが高い場合にはL-ドパ以外の薬剤（ドパミンアゴニストおよびMAOB阻害薬）を選択する．その後，症状の改善が十分でない場合には，投与量が十分であれば他の薬剤への変更あるいは併用を考慮する．

また早期パーキンソン病の治療において，L-ドパとL-ドパ以外の薬剤（ドパミンアゴニストおよびMAOB阻害薬）のどちらで開始すべきかについては，早期パーキンソン病の治療はL-ドパで開始することを提案する（GRADE 2Cすなわち弱い推奨で低いエビデンス）とされている．付加的な考慮事項として概ね65歳未満発症など，運動合併症のリスクを勘案して，L-ドパ以外の治療法（ドパミンアゴニストおよびMAOB阻害薬）を考慮する，としている．

さらに認知機能障害や精神症状がある場合にはL-ドパが選択される．MAOB阻害薬は運動症状が比較的軽度の場合には考慮される．

専門家のコツ

①原則的にはL-ドパ合剤で開始する．
②概ね65歳未満発症など，運動合併症のリスクが高い場合にはドパミンアゴニストおよびMAOB阻害薬で開始する．
③認知機能障害や精神症状がある場合にはL-ドパを考慮する．
④運動症状が軽度の場合には，MAOB阻害薬から開始することも考える．
⑤その他の抗パーキンソン薬については，抗コリン薬，アマンタジン，ゾニサミド（単独使用は保険適用外）【適用外】などを初期治療に用いることがある．

▶用語解説

[3] MAOB阻害薬
ドパミンが脳内で消失する過程には分解と再取込みがあり，そのうち分解を促すのがMAOである．この酵素の働きを抑えてドパミンの分解を抑制するのがMAOB阻害薬である．ドパミンは脳内に長くとどまり，治療効果を延長する．

1）MAOB 阻害薬（セレギリン，ラサギリン）

　Movement Disorder Society（MDS）のレビューによると，セレギリンやラサギリンの単独療法における有効性は「efficacious」，臨床上の意義は「clinically useful」とされている．また，『Cochrane Database of Systematic Reviews（コクランレビュー）』では，MAOB 阻害薬はパーキンソン病の運動症状を改善し，L-ドパの必要時期を数ヵ月遅らせるが，その作用は弱く病状の進行を遅らせないようであるとしている．欧米ではすでに軽症例においては MAOB 阻害薬（セレギリン，ラサギリン）は，初期治療において第一選択薬になっていたが，本邦でも 2015 年 12 月からセレギリンの単独使

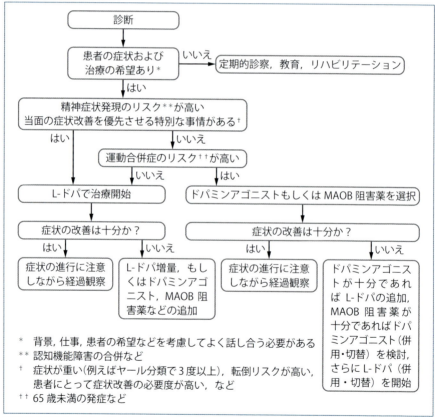

図1 ■ 早期パーキンソン病治療のアルゴリズム

［日本神経学会（監修）：パーキンソン病診療ガイドライン 2018，医学書院，p.107，2018 より許諾を得て転載］

用が,2018年3月からラサギリンが保険適用になり,初期治療に用いることが可能になった.

2) 抗コリン薬

抗コリン薬は,MDSのレビューでは「likely efficacious」,臨床上の意義は「clinically useful」と評価されている.しかし,特に高齢者においては認知機能の低下をきたしうること,頻脈,便秘,尿閉,視力障害といった副作用もあることから,その使用に関しては限定的である.非高齢者で,他の症状が比較的軽度で,難治性の振戦が主症状の場合に少量投与することがある.

3) アマンタジン

アマンタジン単独療法は,MDSのレビューでは,有効性は「likely efficacious」,臨床上の意義は「possibly useful」と評価されている.この薬剤は腎機能障害のある患者への投与に注意が必要である.血中濃度の上昇により興奮や幻覚が,長期投与では起立性低血圧などが生じる可能性がある.非高齢者で,症状が軽度な場合に使用することがある.

4) ゾニサミド

本邦ではゾニサミドの単独使用[適用外]は認められていないが,振戦に効果があること,副作用,特に幻覚などが比較的少ないことから,軽症例で振戦が主症状の場合に使用することがある.

2 薬剤の選択基準は何か

> **ここが POINT！**
> - 薬剤の選択は，年齢，職業，運動症状の特徴とその程度，非運動症状の有無とその程度，家庭環境，介護状況，経済状況などを勘案して行う．
> - 自動車の運転を主たる職業とする患者，機械の操作や高所作業などを伴う作業に就く患者については，突発的睡眠の危険性のある非麦角系ドパミンアゴニストの使用は避ける．

　薬剤の選択は，年齢，職業に就いているかどうか，職業の種類，運動症状の特徴とその程度，非運動症状の有無とその程度（特に認知機能の程度，精神状態，起立性低血圧など），家庭環境，介護状況，経済状況などを勘案して行う．

a 年齢

　初期治療においては前項のとおり，65歳前後を境に，L-ドパかL-ドパ以外の薬剤（ドパミンアゴニストあるいはMAOB阻害薬）の選択を考える．ただし運動症状の改善がより必要な場合，あるいはなんらかの理由でドパミンアゴニスト，MAOB阻害薬が使用しにくい場合にはこの限りではない．セレギリンは原則的には非高齢者に使用する．その他，抗コリン薬は高齢者には原則用いない．アマンタジンも高齢者にはあまり使用しない．進行期においても初期治療に準ずるが，この時期には後述するようにさまざまな運動合併症や非運動症状が加わってくるので，その治療を優先する．

b 職業

　職業に就いている患者については，その職業を継続できるように薬剤を調整する必要がある．したがって，非高齢者であっても初期からL-ドパを使用することがある．その際は将来の運動合併症の発症を極力予防するという観点から，その使用量をある程度制限する（「第3章-A-2. 進行期パーキンソン病の治療はどうするか」参照）．

　また職業の種類については，たとえば自動車の運転を主たる職業とする患者，機械の操作や高所作業などを伴う作業に就く患者については，運転やその他の作業ができるように運動症状を改善させてあげること，また眠気や突発的睡眠の危険性のある薬剤を避ける必要がある（「第4章-症例4. 自動車の運転が必要な例」参照）．

　後者については，非麦角系ドパミンアゴニスト[1]が日中傾眠や突発的睡眠の危険性があるので使用しないようにする．また，非麦角系ドパミンアゴニストが投与されている患者には運転をしないように指導する．ドパミンアゴニストの使用が必要な場合には麦角系を選択することがあるが，その際は心臓弁膜症などの副作用に留意しなくてはならない（「第2章-6. 注意が必要な副作用とその対策」参照）．本邦ではその使用量が海外より少ないため心臓弁膜症のリスクが比較的少なく，運動症状の改善効果が強いペルゴリドの使用が勧められる．抗パーキンソン病薬の多くは眠気が出やすいが，セレギリン，抗コリン薬，アマンタジン，イストラデフィリンは眠気が出にくい．

▶用語解説

[1] 非麦角系ドパミンアゴニスト
ドパミンアゴニストは，麦角系と非麦角系に分けられる．麦角系には心臓弁膜症や肺線維症の副作用が，非麦角系には突発的睡眠が報告されており，注意が必要である．

c 運動症状の特徴——振戦が主症状である場合

> **ガイドラインでは……**
>
> 振戦の治療については，通常のパーキンソン病治療に準じた薬物療法を十分に行い，治療抵抗性かつ生活に支障をきたしている場合に，改善の程度と満足度を勘案して，パーキンソン病治療薬やその他を併用，あるいは手術療法を考慮する，としている．

> **専門家のコツ**
>
> 非高齢者でドパミンアゴニストを使用する際には，振戦に比較的効果の高いプラミペキソールを使用することが多い．また振戦が主症状で他の症状が比較的軽度の場合には，抗コリン薬よりもゾニサミドを使用することが多くなっている．非高齢者で他の薬剤の効果が十分に出ない難治例や，他の薬剤を使用できないときには，抗コリン薬を使用することがある．その他，αβ受容体遮断薬（アロチノロール），β受容体遮断薬（プロプラノロール[適用外]），プリミドン[適用外]，クロナゼパム[適用外]などが用いられる．

d 非運動症状の有無とその程度

幻覚と認知機能障害は密接に関連しており，幻覚の出現後数年以内に認知症になるとされている．幻覚，認知機能障害がある場合には抗コリン薬の使用は避けるあるいは中止する．アマンタジン，セレギリンについても同様である．ドパミンアゴニストも幻覚を悪化させる可能性があり，積極的な使用は避ける．ドパミンアゴニストの中では，ドパミンD_2，D_3受容体刺激のプラミペキソールは認知機能を悪化させる可能性があるという報告がある．うつ症状がある患者に対しては，ドパミンアゴニストの中では特にプラミペキ

表1 L-ドパ製剤一覧

一般名	商品名	薬価/錠	標準維持量（日）	標準薬価（日）
a. L-ドパ単剤				
L-ドパ	ドパストン（注射用あり）	20.6（250 mg カプセル）	（カプセル）1,500〜3,500 mg（静注）25〜50 mg	（カプセル）123.6〜288.4（静注）144〜258
		144（ドパストン静注 25 mg）		
		258（ドパストン静注 50 mg）		
b. L-ドパ・末梢性ドパ脱炭酸酵素阻害薬（DCI）の配合剤				
b-1. L-ドパ・DCI の配合剤（ベンセラジド）				
L-ドパ・ベンセラジド	マドパー®	27.5（100 mg 錠）	300〜600 mg	82.5〜165
	ネオドパゾール®	32.5（100 mg 錠）		97.5〜195
	イーシー・ドパール®	27.8（100 mg 錠）		83.4〜166.8
b-2. L-ドパ・DCI の配合剤（カルビドパ）				
L-ドパ・カルビドパ	ネオドパストン®	26.5（100 mg 錠）	600〜750 mg（最大量：1,500 mg）	153.12〜191.4（最大量：382.8）
		63.8（250 mg 錠）		
	メネシット®	26.5（100 mg 錠）		
		63.8（250 mg 錠）		
c. L-ドパ・カルビドパ水和物配合剤				
L-ドパ・カルビドパ水和物	デュオドーパ®配合経腸用液	15004.3 円	100 mL 1 カセット	15004.3

ソールに効果がある．起立性低血圧をきたす可能性のある薬剤については，セレギリン，ドパミンアゴニスト，L-ドパ，アマンタジンなどがある．

e 介護状況

　一人暮らしの患者の場合，特に服薬コンプライアンスのわるい患者では，ドパミンアゴニストなら徐放剤や貼付剤を考慮する．また服薬錠数を減らすためにL-ドパ合剤とエンタカポンを使用している患者には両者の合剤であるスタレボ®（L-ドパ・カルビドパ・エンタカポン配合）を使用することがある．

表2 ドパミンアゴニスト一覧

一般名	商品名	薬価/錠	標準維持量（日）	標準薬価（日）
a. 麦角系ドパミンアゴニスト				
カベルゴリン	カバサール®	67.1（0.25 mg 錠）	0.5〜3 mg	134.2〜664.8
		221.6（1.0 mg 錠）		
ペルゴリド	ペルマックス®	41.4（50 μg 錠）	750〜1,250 μg	621〜851
		170.2（250 μg 錠）		
b. 非麦角系ドパミンアゴニスト				
ロチゴチン	ニュープロ®	268.2（2.25 mg パッチ）	9〜36 mg	634.9〜1957.2
		412.8（4.5 mg パッチ）		
		634.9（9 mg パッチ）		
		817.9（13.5 mg パッチ）		
		978.6（18 mg パッチ）		
プラミペキソール	ビ・シフロール®	42.5（0.125 mg 錠）	1.5〜4.5 mg	432.3〜1296.9
		144.1（0.5 mg 錠）		
	ミラペックス®LA	129.6（0.375 mg 錠）	1.5〜4.5 mg	442.2〜1326.6
		442.2（1.5 mg 錠）		
ロピニロール	レキップ®	43.6（0.25 mg 錠）	維持量：3〜9 mg 最大量：15 mg	維持量：429.2〜1287.6 最大量：2146
		151.1（1 mg 錠）		
		278.1（2 mg 錠）		
	レキップ®CR	239.7（2 mg 錠）	〜16 mg	〜1644.8
		822.4（8 mg 錠）		
	ハルロピ®テープ	添付文書参照		
タリペキソール	ドミン®	133.2（0.4 mg 錠）	1.2〜3.6 mg	396.6〜1198.8
アポモルヒネ	アポカイン®皮下注	7766.0（30 mg 皮下注）	1回：1〜6 mg 最大：5回	最大量：7766.0

f 経済状況

　介護老人保健施設（ろうけん），介護老人福祉施設，介護療養型医療施設では，包括医療制度が適応されるため薬価の高い薬は敬遠されることが多

表3 その他の補助薬一覧

一般名	商品名	薬価/錠	標準維持量（日）	標準薬価（日）
a. COMT阻害薬（※薬価の観点から，スタレボ®はこちらに記載）				
エンタカポン	コムタン®	171.6（100 mg錠）	最大量：1,600 mg	最大量：2745.6
L-ドパ・カルビドパ・エンタカポン	スタレボ®	200.5（L50配合錠） 200.5（L100配合錠）	～1,600 mg	3208
オピカポン	オンジェンティス®	添付文書参照		
b. MAOB阻害薬				
セレギリン	エフピー®	301.9（2.5 mg OD錠）	標準量：7.5 mg 最大量：10 mg	標準量：905.7 最大量：1207.6
ラサギリン	アジレクト®	512.1（0.5 mg錠） 948.5（1 mg錠）	～1 mg	最大量：948.5
サフィナミド	エクフィナ®	添付文書参照		
c. L-ドパ賦活薬				
ゾニサミド	トレリーフ®	948.5（25 mg錠，25 mg OD錠） 1422.8（50 mg OD錠）	25～50 mg	948.5～1422.8
d. アデノシンA_{2A}受容体拮抗薬				
イストラデフィリン	ノウリアスト®	782.4（20 mg錠）	20～40 mg	782.4～1564.8
e. 抗コリン薬				
プロフェナミン	パーキン®	5.8（10 mg錠） 5.8（50 mg錠）	40～200 mg（重症：500～600 mg）	23.2（重症：58～69.6）
トリヘキシフェニジル	アーテン®	8.6（2 mg錠）	6～10 mg	25.8～43.0
ビペリデン	アキネトン®	5.6（1 mg錠）	3～6 mg	16.8～33.6
ピロヘプチン	トリモール®	5.8（2 mg錠）	6～12 mg	17.4～34.8
f. ドパミン遊離促進薬				
アマンタジン	シンメトレル®	15.2（50 mg錠） 24.2（100 mg錠）	200～300 mg	48.4～72.6
g. ノルアドレナリン前駆物質				
ドロキシドパ	ドプス®	59.2（100 mg OD錠） 109.5（200 mg OD錠）	600 mg（最大量：900 mg）	328.5（最大量：506.1）

く，このような施設に移った後に薬価の安い薬に変更されることがある．あるいはこのような施設に入所する条件として，薬価の安い薬への変更を求められることがある．その際はやむなく薬価を検討しながら薬剤調整を行うことがある．

　表1〜3に抗パーキンソン病薬の2018年の薬価表を掲載する．比較的安価なものとしては，L-ドパ合剤，抗コリン薬，アマンタジンで，さらにそれぞれ後発品がそろえられている．

3 維持量はどのように決定するか

> **ここが POINT！**
> - 治療の第一目標は運動障害の軽減である．それまでの社会活動が維持できることを目標に薬剤の種類や維持量を決める必要がある．
> - 治療薬の急激な減量はさまざまな弊害をもたらす．悪性症候群のみならず，ドパミンアゴニスト離脱症候群の出現にも注意する．

a 薬剤使用量をどう決定するか

　原則として，問題となっている運動障害が改善するまで，十分に治療薬の増量を図るべきである．運動合併症など，薬剤使用に伴う中長期的な副作用などの問題発生を過度に恐れるあまり，ドパミン補充療法によって改善しうる運動障害を十分に改善せずに放置することは，結果として不可逆的な機能障害を生じる恐れがあり注意を要する．不十分な治療のために就労の継続が不可能となったり，活動範囲が狭くなってしまうことはできるだけ避けなければならない．

1) ドパミンアゴニストの場合

　たとえば，ドパミンアゴニストの必要量は薬剤ごとに異なるが，本邦の二重盲検試験結果から有効性が確認された平均投与量までは増量するようにするのが1つの目安となる．具体的には，現在第一選択である非麦角系ドパミンアゴニストの場合，プラミペキソールで約 3 mg/日，ロピニロールで約 8 mg/日程度までは増量の必要がある[1]．貼付剤であるロチゴチンの場合はおおむね 18 mg/日が目安になると考えられる．

2) L-ドパの場合

　ELLDOPA study[2] の結果から，L-ドパ・末梢性ドパ脱炭酸酵素阻害薬

（DCI）配合剤の場合，150 mg/日ではおよそ半年，300 mg/日でもおよそ9ヵ月で運動機能障害が治療開始前に戻ることが示唆されている．すなわち，L-ドパによる治療を継続して，その効果を1年以上期待するのであればそれ以上の投与が必要である．さらに，L-ドパについては特に吸収の個人差が大きいことに注意する必要がある．内服後の最高血中濃度でみると最大で2〜3倍程度の差がある場合が報告されている．すなわち，1回投与量が100 mgで十分な薬効を示す場合が多いが，なかには1回投与量が200〜300 mgではじめて薬効を確認できるケースもある．MDSによるパーキンソン病診断基準では，L-ドパの薬効確認に600 mg/日までの使用が示唆されている．L-ドパの薬効を確認し適切な維持量をきちんと検討するには，可能な限りL-ドパ血中濃度の測定を行うことが望ましい．

b 減量はどうするか

1）副作用出現により減量する場合

　薬剤の用量増加に伴って副作用が生じた場合は，原則として最後に増量した薬剤をその前の用量まで減量する．ただし，ドパミン補充薬の導入に伴ってしばしばみられる悪心・嘔吐などの消化器系副作用については，ドンペリドンの追加で克服できることが多いため試みる価値がある．薬剤の減量にあたっては，特に運動機能障害の増悪に留意する必要がある．最も運動症状に対する有効性が高いL-ドパの減量については他剤よりも最後に行い，やむをえず減量する場合もできるだけ緩徐に行う．

2）急激な減量による有事事象

　急激な減量に伴う有害事象にも注意が必要である．L-ドパの急激な中断は悪性症候群[1]の引き金になりうることから特に注意が必要である．また，ドパミンアゴニストについても急激な減量・中止に伴って意識障害や精神症状が生じることが最近明らかとなった．これはdopamine agonist withdrawal syndrome（DAWS）[3]と呼ばれ，それまでの経過でパーキンソン病

▶用語解説

[1] 悪性症候群
抗パーキンソン病薬の突然の服用中止によって生じる恐れがある．急な硬直，高熱，意識障害などを伴い，時には横紋筋融解症から急性腎不全を起こし人工透析を必要とする事態にも発展することがある．

表1 ▌DAWSの主要な症状

症　状	頻　度
抑うつ状態	84%
疲労感	77%
不　安	69%
不　眠	61%
パニック発作	31%
全身痛	31%
興奮状態	23%
薬物渇望	23%
無為状態	8%
自律神経症状 （多汗，めまい，悪心，顔面紅潮など）	46%

[Pondal M et al : J Neurosurg Psychiatry **84** : 130-135，2013[3)]
を参考に作成]

に対する薬物療法がよく奏効し，運動障害の程度が比較的軽度の例が多いとされている．DAWSの症状としては，表1に示すとおり精神症状のみならず，自律神経症状や知覚症状も報告されており，以前から知られてきたコカインなどの薬物依存における離脱症状とも似ていることがわかる．L-ドパは代替治療としてあまり有効でなく，ドパミンアゴニスト自体を増量または再開することが勧められている．

3）DAWS予防のために

　ドパミンアゴニストの減量時にDAWSについての知識がないと，症状から逆にドパミン補充療法による副作用が疑われて，さらに急激な抗パーキンソン病薬の減量が試みられたり，さらには向精神薬の投与が選択されることになりかねない．そうなった場合，比較的コントロールが良好であった運動症状が急激に増悪し，日常生活動作（ADL）も極端に低下する危険性がある．ドパミンアゴニストの減量や中止に際してはDAWSが生じうることを常に念頭におき，注意深く監視していくことが大切である．DAWSは腹側線条体が薬剤性のドパミン刺激に依存状態となり，制御不良を起こした状態を背景として生じると考えられ，実際薬剤性に衝動制御障害（impulse control disorder：ICD）を合併している症例で生じやすいことがわかっている．パーキンソン病の薬物療法中はICDの合併に常に注意していくこと，

ICD の発症が予想されたらドパミン補充療法の調節をさらに注意深く行い，その悪化を避けていくことが結果として DAWS を予防することにもなると考えられる．

文　献

1) 日本神経学会（監修）：パーキンソン病診療ガイドライン 2018，医学書院，東京，2018
2) Fahn S et al : Levodopa and the progression of Parkinson's disease. N Engl J Med **351** : 2498-2508, 2004
3) Pondal M et al : Clinical features of dopamine agonist withdrawal syndrome in a movement disorders clinic. J Neurol Neurosurg Psychiatry **84** : 130-135, 2013

4 薬剤の効果が減弱してきた場合はどうするか

> ### ここが POINT!
> - L-ドパはアミノ酸であり，小腸近位部のアミノ酸吸収部位で吸収されるため食物の影響を受けやすい．
> - L-ドパ製剤の溶解には酸性の環境が必要であるため，胃酸の抑制・中和は吸収を阻害する場合がある．
> - 腸管運動の低下は薬剤吸収の阻害因子であり，運動障害を増悪させる原因になりうる．

a L-ドパの効果が減弱した場合

1）L-ドパ吸収の機序は

　300〜400 mg/日以上のL-ドパ使用は用量依存的に運動合併症を誘発する可能性があるため，その使用量は必要最小限としていくことが望ましい．一方で，ELLDOPA studyの結果[1]から，1年以上薬効を持続させるにはL-ドパ・末梢性ドパ脱炭酸酵素阻害薬（DCI）を平均で300 mg/日以上使用しなくてはならないことが示唆されている（図1）．したがって，進行とともにどうしてもL-ドパの用量は増えていくことになるが，増量の前にまずはL-ドパの吸収をよくする工夫をすべきである．腸管からの吸収がわるいままに増量をしても十分な効果は得られず，薬効も安定しない．L-ドパはアミノ酸の一種であり，腸管からの吸収に際してはアミノ酸と同じ経路，空腸近位部の限られた部位で吸収される．また，溶解に際しては酸性の環境が必要である．つまり胃内腔で酸性条件下に十分溶解されたあと，空腸近位部まで蠕動運動によってスムースに運搬されることが効率よい吸収にとって必要不可欠となる．

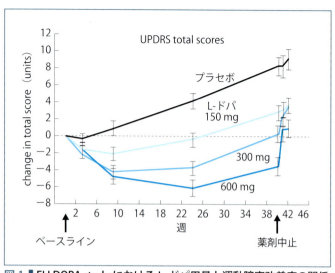

図1 ELLDOPA study におけるL-ドパ用量と運動障害改善度の関係

[Fahn S et al：N Engl J Med **351**：2498-2508, 2004[1)]を参考に作成]

2）L-ドパ吸収には食事が影響する

　逆にいうと，L-ドパの吸収に際しては食事などの影響をきわめて受けやすい．たとえば，L-ドパを食物とともに摂取した場合には，食物中の蛋白質由来のアミノ酸が拮抗して消化管からのL-ドパの吸収が低下し，薬効が減弱する場合もあるので注意を要する．少なくとも食事からL-ドパ内服までの間隔は30分以上空けるように指導する．一般的にはL-ドパの内服は食後であるが，薬効が十分に得られない場合には食前の投与も検討する価値がある．特に，嚥下障害がオフ期に出現するようなケースでは食前投与を積極的に勧める．朝食と昼食は炭水化物を主とするメニューとして，不足する蛋白質を夕食時に集中して摂るようにする食事療法も考案されている．また，L-ドパは酸性の状況下で溶解するので，たとえば牛乳など制酸効果のあるものと一緒に内服したり，H_2受容体拮抗薬やプロトンポンプ阻害薬のような制酸薬を併用することにより，L-ドパの吸収が極端に低下する可能性があるので注意を要する．ピロリ菌の除菌を行っただけでL-ドパがよく効くようになる場合もある．一方で酸性の飲料を同時に摂取することなどで溶解を助け，吸収がよくなる可能性がある．また，鉄剤は消化管内でL-ドパと

キレートを形成して吸収されにくくしてしまうので，併用しないように注意が必要であり，やむをえず使用する場合は間隔を空ける必要がある．

3) 腸管運動の低下がL-ドパ吸収を阻害しうる

前述のとおり，L-ドパ吸収のためには薬剤が腸管内をスムースに運搬される必要があるが，進行期のパーキンソン病ではしばしば腸管の蠕動運動が低下しており，薬効低下の原因になりうる．こうした場合はドンペリドンなど胃蠕動運動を促進する薬剤がL-ドパの効率的な吸収を補助する可能性がある．こうした工夫を加えてもL-ドパの薬効が十分に得られないときには，L-ドパの増量や他剤の追加・併用について検討する．

b L-ドパ以外の薬剤の効果が減弱した場合

1) 便秘の改善を図る

L-ドパ以外の抗パーキンソン病薬は基本的に主に小腸全体，一部は大腸で受動的に吸収されるため食事などの影響を受けにくい．しかし重度の便秘など，腸管運動が低下した条件下では吸収効率が低下する可能性があるため，薬効の低下時にはまずは便秘の改善を図ることも重要である．緩下薬とともにモサプリドなどの腸管運動改善薬の追加も検討する．

2) 多剤併用における注意

パーキンソン病の薬物療法において，1つの薬剤の効果が減弱したときに，それを増量して対応すべきか，それとも他剤を加えていくべきかについて結論は出ていない[2]．しかし，現実には早期例については単剤でコントロールできる場合もあるが，次第に進行とともに単剤でのコントロールが困難となっていくため，多剤併用にならざるをえない場合がほとんどである．一方で多剤併用の場合，一剤一剤が確実に薬効を示していることを常に慎重に検討していく必要があり，十分な薬効を認めないと考えられる薬剤については速やかに減量・中止を検討すべきである．薬剤の種類が多くなればなるほど，肝臓などの臓器への負担が増えるのみならず，適切な服薬管理もより困難となるからである．したがって，個々の薬剤の有効用量に注意して，安易な多剤併用にならないように常に気を付ける必要がある．また運動合併症については，薬物による治療が困難であると判断される場合，早期の外科的治療導入やL-ドパ持続経腸療法などのDevice Aided Therapyの導入可能性

についても適応を検討するべきである.

文 献

1) Fahn S et al : Levodopa and the progression of Parkinson's disease. N Engl J Med **351** : 2498-2508, 2004
2) Swanson PD : Drug treatment of Parkinson's disease : is "polypharmacy" best? J Neurol Neurosurg Psychiatry **57** : 401-403, 1994

5 手術や検査のときはどうするか

ここが POINT!

- 抗パーキンソン病薬の急な中断は避ける．
- parkinsonism-hyperpyrexia syndrome（悪性症候群）や dopamine agonist withdrawal syndrome（DAWS）を引き起こすことに注意する．
- 短期絶食時には少量の L-ドパ注射剤を投与する．
- 長期絶食時には，それまでの投薬量に換算した L-ドパ注射剤を投与する．
- ロチゴチン貼布薬への切り替えも考慮する．

a 抗パーキンソン病薬中断時の問題症状

　抗パーキンソン病薬の中断は運動症状の急激な悪化のみならず，悪性症候群[1]ないし parkinsonism-hyperpyrexia syndrome を引き起こすことがある．また，ドパミンアゴニストの長期断薬は DAWS の名で知られる不安，無気力，抑うつ気分，疲労感などからなる一種の禁断症状を引き起こすこともある[1)]．

b 短期絶食時の抗パーキンソン病薬断薬の検討

　そこで，手術や検査で絶食が必要なとき，抗パーキンソン病薬の断薬を避けるべきかどうかが問題となる．軽症例では数日程度の断薬は問題を生じないが，断薬を避けられればそのほうが安全である．

▶用語解説

[1] 悪性症候群
p.22 用語解説参照

> **ガ**イドラインでは……
>
> 経口摂取困難な際にはL-ドパ・末梢性ドパ脱炭酸酵素阻害薬（DCI）配合剤100 mgにつきL-ドパ注射剤50〜100 mgを1〜2時間かけて点滴投与する．症例や状況に応じて適宜投与量や投与時間の調整を行う．

> **専**門家のコツ
>
> 　ドパミンアゴニスト服用者ではそれに相当するL-ドパ量に換算して投与する．手術のような一時的断薬であれば，運動機能維持よりも悪性症候群を避けることに重点をおき，通常の服薬量よりも少量，たとえば50 mg 1日2回の静脈内投与を継続しておくと，誤嚥や廃用性障害なども含め問題が生じにくい．L-ドパ・DCI量への換算であるが，p.136の表1が目安となる．
>
> 　内視鏡検査で朝絶食が必要な場合も，抗パーキンソン病薬は検査の障害にならないため，服用継続する．念のため担当医には事前に服薬の可否を確認しておくよう指導する．胃透視の場合は造影剤の分布に影響する可能性がある．断薬困難例では事情を説明し，内視鏡検査を選択するよう指導する．
>
> 　低用量の抗パーキンソン病薬内服中の症例には，ロチゴチン貼付剤への切り替えを考慮する．
>
> 　短時間のレスキューにはアポモルヒネも有用である．

C 長期絶食時の抗パーキンソン病薬断薬の検討

　誤嚥性肺炎の急性期やイレウスなどでより長期に服薬が困難な場合，静脈内投与を持続するか，さらに長い場合は腸瘻を考慮する．L-ドパ注射剤はL-ドパ・DCI 100 mgにつき50〜100 mgを点滴投与する．近年，ロチゴチン貼付剤が利用できるようになった．利便性から，あるいはDAWSを避

ける目的からも，貼付剤選択を考慮する．換算比率は p.136 の**表1**が目安である．

上限が 36 mg／日であり，悪心などの腹部症状や皮膚障害に注意する必要がある．

文 献

1) Rabinak CA et al : Dopamine agonist withdrawal syndrome in Parkinson disease. Arch Neurol **67** : 58-63, 2010

6 注意が必要な副作用とその対策

> **ここが POINT!**
> - 副作用には，薬剤そのものによるもの，運動症状・非運動症状を悪化させるものがある．
> - 重要なものは，幻覚・妄想，認知機能障害，ドパミン調節障害（dopamine dysregulation syndrome：DDS），突発的睡眠，下腿浮腫，心臓弁膜症などである．
> - DDS を起こさせないために，危険因子を有する患者に対しては，特に抗パーキンソン病薬の調整を慎重に行う必要がある．
> - 心臓弁膜症発症のリスクがある麦角系ドパミンアゴニストは，原則としてドパミンアゴニストの第一選択薬とはしない．

抗パーキンソン病薬を使用する際には，運動症状に対する効果と同時に，起こりうる副作用にも注意しなくてはならない．副作用は，抗パーキンソン病薬そのものの副作用と思われるものと，パーキンソン病で起こりうる運動症状や非運動症状を悪化させるものとがある．重要な副作用として，幻覚・妄想などの精神症状，認知機能障害，DDS，突発的睡眠，下腿浮腫，心臓弁膜症などである．幻覚・妄想[1]，認知機能障害[2]，突発的睡眠[3]，下腿浮腫[4]については他の項目で述べられているので，本項では DDS，心臓弁膜症について解説する．

▶用語解説

[1] 幻覚・妄想
第 3 章-B-3（p.85）参照

[2] 認知機能障害
第 3 章-B-2（p.77）参照

[3] 突発的睡眠
第 3 章-B-4（p.95）参照

[4] 下腿浮腫
第 3 章-B-5（p.104）参照

ドパミン調節障害（DDS）

a DDS とは

　パーキンソン病の薬物療法中に種々な行動障害を起こす病態のことで，3～4％の患者に認められ，パーキンソン病に伴う前頭葉や扁桃体などの機能障害と関連したドパミン補充療法の過量が原因と考えられている．行動障害には主に表1のようなものがある．

b DDS の診断基準

　Giovannoni らにより 2000 年に報告された診断基準[1]によると，表2のとおりである．また DDS の危険因子は，若年発症，男性，L-ドパ換算投与量が多い，新奇探索傾向のある人，アルコール好き，抑うつ傾向などである．

c DDS の病態

　DDS は，腹側線条体を中心とした報酬系が関与していると考えられている．中脳腹側被蓋野のドパミンニューロンから投射される線維は，腹側被蓋野-辺縁系路（側坐核・海馬・扁桃体など）と腹側被蓋野-皮質路（前頭前

表1 ドパミン調節障害としての行動障害の主な内容

1. 病的賭博（賭博，特にパチンコが多い．もともと賭けことが好きな者がなりやすい）
2. 性欲亢進（リビドーの亢進で，通常配偶者からの訴えにより明らかになる）
3. 薬物の渇望/依存/乱用（抗パーキンソン病薬，特に L-ドパ製剤がほしくて我慢できなくなる．複数の医療機関を受診して余分に薬剤を入手する場合もあるので注意を要する）
4. 買いあさり（必要のないものまで買いあさってしまう，なぜ買い過ぎてしまうのかわからない）
5. 食行動の変容（むちゃ食いのために体重増加が起こることがある．甘いものや炭水化物を好む場合が多い）
6. 反復常同行動（punding）［ある行動ばかりを1日中繰り返す．たとえば，家にある電化製品を順番に分解したり，一晩中インターネットをしたりする．行動内容は，過去の習慣，趣味，仕事などに関連していることが多い］
7. 情緒的変動および攻撃性の亢進（オン時に元気が出て，多幸的，興奮しやすくなり，躁状態のようになる．やたらとイライラし，攻撃的・威嚇的になる場合もある）

表2 ドパミン調節障害の診断基準

1. L-ドパにより治療効果の得られる本態性パーキンソン病である
2. 通常のパーキンソニズムを緩和するのに必要な用量以上のドパミン補充療法を要求する
3. 病的な服薬（オンで著明なジスキネジアを伴っているにもかかわらずドパミン補充療法の増量を希望する）
4. 薬を蓄え探し求める行動，有痛性ジストニアがないのにドパミン補充療法の減量を拒否する
5. 社会生活や職業機能の障害（喧嘩，暴力行為，友人を失う，休業失業，法的問題，家庭生活の破綻）
6. ドパミン補充療法に伴って躁うつ病や循環的な気分障害を呈する
7. ドパミン補充療法の減量に伴い不幸感・抑うつ・過敏・不安などの離脱症候群を呈する
8. このような状態が少なくとも6ヵ月以上持続する

［Giovannoni G et al：J Neurol Neurosurg Psychiatry **68**：423-428, 2000[1])] を参考に作成］

野）の2つの経路に分けることができる．このうち腹側被蓋野-辺縁系路は快情動，報酬系に関わる情動回路を動かすドパミンを分泌する経路である．DDSのあるパーキンソン病患者ではない患者に比し，腹側線条体（側座核，嗅結節など）のL-ドパ誘発ドパミン濃度が上昇しており[2]，腹側被蓋野-辺縁系路の関与を裏付けている．

d DDSの治療

> **ガ イドラインでは……**
>
> 衝動制御障害・ドパミン調節障害の治療については，ドパミン補充療法薬，特にドパミンアゴニストの減量，変更中止を考慮する．

> **専 門家のコツ**
>
> まずはドパミン補充療法薬の減量を試みるが，実際には困難なことが多い．現時点では他に確立された方法はないが，抗うつ薬［特に選択的セロトニン再取込み阻害薬（SSRI），セロトニン・ノルアドレナリン再取込み

阻害薬（SNRI）］，非定型抗精神病薬（クエチアピンやクロザピンなど）を使用することがある．オフの改善を目的に脳深部刺激療法［特に視床下核脳深部刺激療法（STN-DBS）］を行い，DDSも改善することがあるが，増悪例も報告されている．

心臓弁膜症

a 麦角系ドパミンアゴニストによる心臓弁膜症

　麦角系ドパミンアゴニスト[5]による心臓弁膜症は，2002年にブロモクリプチンによるものがはじめて報告された[3]．その後，欧米からその他の麦角系ドパミンアゴニスト（ペルゴリド，カベルゴリン）による心臓弁膜症が相次いで報告された[4]．現在，「パーキンソン病診療ガイドライン2018」にあるように，麦角系ドパミンアゴニストは原則としてドパミンアゴニストの第一選択薬とはしない．

b 心臓弁膜症への対処

> **ガイドラインでは……**
>
> ①麦角系ドパミンアゴニスト（カベルゴリン＞ペルゴリド＞ブロモクリプチン）は心臓弁膜症をきたすことがあり，原則として第一選択薬とはしない．非麦角系ドパミンアゴニストで治療効果が不十分，または忍容性の問題がある場合にのみ使用する．［日本神経学会「ドパミンアゴニスト使用上の注意」（2007年5月22日）一部改変］．
> ②ペルゴリドまたはカベルゴリンを使用する場合，頻度は低いが心臓弁膜症，心肺後腹膜線維症が起きる可能性を患者に説明する．署名での同意の必要はないが，カルテに説明したことを記載する（説明義務）．

▶用語解説
[5] 麦角系ドパミンアゴニスト
p.15 用語解説参照

③ペルゴリドまたはカベルゴリンを使用する際は，使用前に身体所見，心電図，胸部X線，心エコーなどにより，これら薬物使用の禁忌となるような病的所見のないことを確かめる．

　④ペルゴリドまたはカベルゴリンを開始したら，心臓弁膜症，心不全，その他の漿膜線維症などの発現に注意するとともに，開始から3～6ヵ月後，およびその後は6～12ヵ月に1回，身体所見，心エコー，胸部X線検査などにより異常のないことを確認する．また維持量はできるだけ低くする（カベルゴリン投与量は3 mg/日以下に制限された）．

　⑤心臓弁膜症，心不全徴候，その他の漿膜線維症を示唆する徴候が現れたら，可及的速やかにこれらの薬物の中止，他の抗パーキンソン病薬への変更を行い，必要に応じて循環器内科専門医に診察を依頼する．これらの薬物を中止または他薬物への変更を行う際は，悪性症候群が発生しないように注意して減量，中止する．

　⑥すでにカベルゴリン，ペルゴリドを服用している場合は，心臓弁膜症などが生じる可能性を説明し，身体所見，心エコー，胸部X線などで異常が発現しないことを定期的に確認する．

文　献

1) Giovannoni G et al : Hedonistic homeostatic dysregulation in patients with Parkinson's disease on dopamine replacement therapies. J Neurol Neurosurg Psychiatry **68** : 423-428, 2000
2) Evans AH et al : Compulsive drug use linked to sensitized ventral striatal dopamine transmission. Ann Neurol **59** : 852-858, 2006
3) Serratrice J et al : Fibrotic valvular heart disease subsequent to bromocriptine treatment. Cardiol Rev **10** : 334-336, 2002
4) Van Camp G et al : Treatment of Parkinson's disease with pergolide and relation to restrictive valvular heart disease. Lancet **363** : 1179-1183, 2004

7 併用に注意が必要な薬剤と投与禁忌

ここが POINT!

- セレギリンと抗うつ薬［選択的セロトニン再取込み阻害薬（SSRI），三環系］の併用はセロトニン症候群を生じることがあり，禁忌である．
- 糖尿病合併パーキンソン病患者には，クエチアピン，オランザピン使用は禁忌である．
- 運転する可能性のある患者には非麦角系ドパミンアゴニストは処方できない．

パーキンソン病は全身の疾患であり，諸症状に対して多種，多様な治療薬が用いられる．その中には併用が問題になる薬物がある．

最もよく知られる併用禁忌はセレギリンと抗うつ薬である．三環系抗うつ薬，SSRI，SNRI，アトモキセチン，ミルタザピンなど，多くの抗うつ薬はセロトニン[1]系の増強作用をもつが，セレギリンはモノアミン酸化酵素B（MAOB）阻害効果によりセロトニン系増強作用を過剰に高め，セロトニン症候群を引き起こす可能性がある．

他にペチジン，トラマドールもセレギリンとの併用が禁忌である．

a セロトニン症候群

厚生労働省の重篤副作用疾患別対応マニュアルに示された「セロトニン症

▶用語解説

[1] セロトニン
神経伝達物質の1つ．ドパミン，ノルアドレナリンなどを制御したり，精神を安定させる働きをもつ．

候群」によると，主な症状は，①神経・筋症状（腱反射亢進，ミオクローヌス，筋強剛など），②自律神経症状（発熱，頻脈，発汗，振戦，下痢，皮膚の紅潮），③精神症状の変化（不安，焦燥，錯乱，軽躁）である．セロトニン症候群は通常，セロトニン作動系の薬品との相互作用によって発生する．抗うつ薬服用中に急に精神的に落ち着かなくなり，振戦，発汗，頻脈などが認められた場合は，本症候群を疑う必要がある．

b 消化管障害

　パーキンソン病患者は消化管の自律神経障害に関連して逆流性食道炎や便秘を高頻度に合併する．進行期にはイレウスも生じることがある．便秘には，しばしば酸化マグネシウム製剤が多用される．酸化マグネシウムはL-ドパとキレートをつくり，黒く変色する．薬物が口腔内に残留したときや嘔吐時，経管栄養で投与前混交時には黒色が目立つようになる．pHの低い胃内ではキレートを生じにくく，通常の投薬時には薬物吸収の阻害にはならないと思われるが，毒々しい黒色になるため患者・介護者が驚く結果になる．嚥下障害が目立つ症例では酸化マグネシウムを食間にずらして投与するなど，L-ドパと同時投与しないよう配慮する．L-ドパの効果が上がらない例でも，酸化マグネシウムが吸収に悪影響を及ぼす可能性を考え，投与をずらすか他の緩下薬を考慮する．

　逆流性食道炎や胃潰瘍の治療に用いられるプロトンポンプ阻害薬も胃内のpHを上げるなどしてL-ドパ吸収を悪化させる可能性がある．

c 投与禁忌

　投与禁忌薬について，糖尿病を合併するパーキンソン病患者ではクエチアピン，オランザピンの投与が禁忌である．これらの薬は耐糖能異常を生じやすく，高血糖を招くためである．また，自動車を運転する患者には非麦角系ドパミンアゴニストは処方できない．処方する場合は運転しないよう伝え，守らせる必要がある．これは非麦角系ドパミンアゴニストが突発的睡眠を生じやすいからである．麦角系ドパミンアゴニストやL-ドパ製剤など，他のドパミン補充療法薬にも過眠，突発的睡眠を生じやすくする作用があり，運

転には注意が必要である．

d ドパミンアゴニストによる心臓弁膜症

　ドパミンアゴニストについては非麦角系ドパミンアゴニストから使うように心がける必要がある．麦角系ドパミンアゴニスト使用により心臓弁膜症[2]を生じることがあるためである．種類を問わず，3 mg/日以上使用すると生じる可能性が出てくる．このため，麦角系ドパミンアゴニストをやむをえず使用する場合は年に1回，定期的に心臓弁膜症の有無を心臓超音波検査で確認するよう指導されている．

▶用語解説

[2] 心臓弁膜症
第2章-6（p.121）参照

8 薬剤により発症するパーキンソニズム

ここが POINT!

- 急速に進行するパーキンソニズムをみた場合，薬剤性を考慮する．
- 原因薬には抗精神病薬，スルピリド，メトクロプラミドなどがある．
- 潜在するパーキンソン病が顕在化した例も多い．

　薬剤性のパーキンソニズムは寡動，筋強剛が中心で，静止時振戦は少なく，症状の左右差は少ない．しかし，後述のように潜行するパーキンソン病が薬剤で顕在化する場合もあり，臨床症状のみで薬剤性と診断することはできない．60％は原因薬使用開始1ヵ月後，90％は3ヵ月以内に発症する．一方で，10年以上の服薬後に発症することもある．いずれの場合も，いったん発現すると，数日から数週で急速に運動症状，場合によっては精神症状も悪化する．

a パーキンソニズムを引き起こす薬剤

　パーキンソン病の運動症状は，主として黒質線条体系ドパミン作動性ニューロンの変性脱落で生じる．この系のドパミン伝達を阻害する薬物はパーキンソン病類似の運動障害を生じうる．多くはドパミン受容体遮断作用をもつ薬物が原因となる．ドパミン枯渇作用をもつ薬物も同様な作用を呈す．カルシウムチャネル阻害作用をもつ薬物，セロトニン系を賦活する選択的セロトニン再取込み阻害薬（SSRI），コリン系を賦活するコリンエステラーゼ阻害薬などもドパミン系の活動を抑制し，パーキンソニズムの発現，悪化の原因となる可能性がある．このような作用をもつ薬物を表1に列挙する．

表1 ▌パーキンソニズムを悪化させる薬物

薬物名	主な商品名	薬物の種類
ドパミン受容体遮断効果をもつ薬物（パーキンソニズムを出現・悪化しやすい薬物）		
フェノチアジン系		
クロルプロマジン	コントミン®	抗精神病薬
レボメプロマジン	ヒルナミン®	抗精神病薬
ペルフェナジン	ピーゼットシー®	抗精神病薬
ブチロフェノン系		
ハロペリドール	セレネース®	抗精神病薬
ピモジド	オーラップ®	抗精神病薬
ベンザミド系		
メトクロプラミド	プリンペラン®	消化器用薬
スルピリド	ドグマチール®	抗精神病薬/消化器用薬
チアプリド	グラマリール®	向精神薬
ドンペリドン*	ナウゼリン®	消化器用薬
非定型抗精神病薬		
リスペリドン	リスパダール®	抗精神病薬
ペロスピロン	ルーラン®	抗精神病薬
オランザピン	ジプレキサ®	抗精神病薬
クエチアピン	セロクエル®	抗精神病薬
アリピプラゾール	エビリファイ®	抗精神病薬
ドパミン枯渇薬		
レセルピン	アポプロン®	循環器用薬
テトラベナジン	コレアジン®	不随意運動治療薬
メチルドパ	アルドメット®	循環器用薬
ドパミン受容体遮断効果は知られていない薬剤（頻度は少ないが報告がある薬剤）		
コリンエステラーゼ阻害薬		
ドネペジル	アリセプト®	抗認知症薬
リバスチグミン	リバスタッチ®，イクセロンパッチ®	抗認知症薬
ガランタミン	レミニール®	抗認知症薬
カルシウムチャネル阻害薬		
ベラパミル	ワソラン®	循環器用薬
ニフェジピン	アダラート®	循環器用薬
アムロジピン	アムロジン・ノルバスク®	循環器用薬
マニジピン	カルスロット®	循環器用薬
ジルチアゼム	ヘルベッサー®	循環器用薬
その他		
アプリンジン	アスペノン®	循環器用薬
アミオダロン	アンカロン®	循環器用薬
アムホテリシンB	ファンギゾン®	抗真菌薬
シクロホスファミド	エンドキサン®	免疫抑制薬
シクロスポリン	サンディミュン®	免疫抑制薬
シタラビン	キロサイド®	抗腫瘍薬
ジスルフィラム	ノックビン®	抗酒薬
プロカイン	塩酸プロカイン®	麻酔薬
リチウム	リーマス®	気分安定薬
メチルドパ	アルドメット®	循環器用薬
バルプロ酸ナトリウム	デパケン®	抗てんかん薬
シメチジン	タガメット®	抗潰瘍薬
ファモチジン	ガスター®	抗潰瘍薬
SSRI	パキシル®，ルボックス®，トレドミン®	抗うつ薬

*ドパミン遮断効果をもつが血液脳関門を通過しにくいため，パーキンソニズムの出現・増悪はきわめてまれ．

［厚生労働省：薬剤性パーキンソニズム．重篤副作用疾患別対応マニュアル2009を参考に作成］

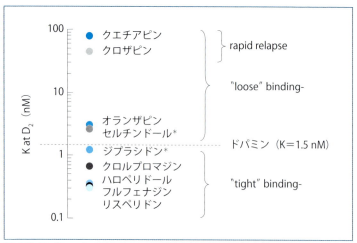

図 1 ドパミン D_2 受容体への各抗精神病薬の解離定数 (K)

＊：日本未承認

[Seeman P et al : Mol Psychiatry **3** : 123-134, 1998[1)] を参考に作成]

b ドパミンアゴニストの作用機序

1) 作用機序

　　ドパミンアゴニストの場合はドパミン D_2 受容体結合親和性の強さ，併せ持つセロトニン 2A（5-HT_{2A}）受容体への親和性（ともに遮断効果），血液脳関門[1]の透過性が錐体外路症状の出現しやすさに影響する．ドパミン D_2 受容体への結合親和性を図1に示す[1)]．ドパミンよりも高い親和性をもつ抗精神病薬の特性を tight binding，弱いものを loose binding と呼ぶことがある．低親和性の薬物は主に辺縁系で線条体遮断作用は弱い．クロザピンやクエチアピンは特に結合親和性が低く，受容体に結合してドパミン系の伝達を遮断してもすぐに離れてしまう（rapid relapse）ため，抗精神病効果は発揮しても運動障害は生じにくい．一方，セロトニンニューロンはドパミンニューロンのシナプス前終末でドパミン放出を抑制性に調整している．この

▶用語解説

[1] 血液脳関門
体内に取り込まれた物質は血液を介して脳に運ばれ，血液脳関門で取捨選択されて必要なものだけ脳内に取り込まれる．

表2 ■ 抗精神病薬による幻覚・妄想治療効果と副作用の報告

	投与量 (mg/日)	症例数	精神症状 改善（%）	運動症状 悪化（%）	K値（D_2） DA=1.5 (nM)	K値（5-HT_{2A}） (nM)
クロザピン	10.6〜250	235	76<	5	44	3.5
オランザピン	1.25〜5	138	70	42	78	3
クエチアピン	12.5〜200	283	88	13	3	110
リスペリドン	0.5〜4	176	47	12	0.3	0.24

[Friedman JH et al : J Geriatr Psychiatry Neurol **15** : 156-170, 2002[2)] を参考に作成]

ため，セロトニン遮断薬，特に5-HT_{2A}受容体遮断はドパミン放出を促し，パーキンソニズムの出現や悪化を防ぐ．

2）主な抗精神病薬によるパーキンソニズム

　主な抗精神病薬の薬効とパーキンソニズム出現頻度を**表2**に示す[2)]．リスペリドンはハロペリドールよりも強いドパミンD_2受容体遮断作用をもつ（**図1**）が，ハロペリドールと比べパーキンソニズムを生じにくい．これは，5-HT_{2A}受容体遮断作用もより強いためである．SSRIにパーキンソニズム悪化作用が報告されているのはセロトニン系の増強作用を介するドパミン放出抑制で説明できる．スルピリドやチアプリドは血液脳関門を通過しにくいため，ドパミンD_2受容体遮断作用が強いにもかかわらず通常はパーキンソニズムを生じにくい．しかし，血液脳関門に障害がある血管障害合併者や高齢者ではパーキンソニズムを生じることがある．特に発熱，脱水などで身体の恒常性維持機構が障害された場合に生じやすくなる可能性がある．しかし現実には，パーキンソン病ないしレヴィ小体型認知症（DLB）が潜行している患者に原因薬を投与した結果，錐体外路症状が顕在化する例が多いと思われる．このような例では原因薬の除去でいったん症状は軽減するが，いずれ再燃してくる．先行するうつ症状にSSRIやスルピリドを用いて顕在化したパーキンソン病患者，夜間せん妄や興奮にチアプリドを使用してパーキンソニズムが顕在化したDLB患者，認知機能障害にコリンエステラーゼ阻害薬を加えて振戦や寡動が出現し，DLBとの診断にいたった患者をしばしば経験する．スルピリドで運動障害が悪化する場合，もともとの標的症状である「うつ」も合わせて悪化することがある．ふらつき，悪心の訴えに対してメトクロプラミドが連日処方され，動けなくなったパーキンソン病患者も経験する．

コリンエステラーゼ阻害薬はパーキンソン病患者で振戦を悪化させる．筋強剛，寡動や嚥下障害が悪化することもあり，注意が必要である．

C ここに注意！

　数日，数週単位で急速に進行するパーキンソニズムをみた場合には薬剤性を疑い処方薬を確認する必要がある．しばしば患者は長年服用している薬は問題ないとして申告しない．しかし，スルピリドなど10年，20年と長期にわたり問題なく服用している薬物でも，発熱，脱水などに関連した血液脳関門の劣化や潜在するパーキンソン病理の進行を機に，急にパーキンソニズムを引き起こすことがある．

文　献

1) Seeman P et al : Antipsychotic drugs which elicit little or no parkinsonism bind more loosely than dopamine to brain D2 receptors, yet occupy high levels of these receptors. Mol Psychiatry **3** : 123-134, 1998
2) Friedman JH et al : Atypical antipsychotics in Parkinson-sensitive populations. J Geriatr Psychiatry Neurol **15** : 156-170, 2002

第3章
達人に学ぶ！
パーキンソン病薬物治療の実際

A. 運動症状の治療

1 治療導入はどうするか

ここが POINT!

- ドパミン補充療法導入の遅れが長期的な運動障害の増悪につながる可能性も示唆されている．したがって，治療開始は遅らせるべきではなく，早期からドパミン補充を行うべきだという考えが現在の主流である．
- 第一選択薬については症状のみならず，年齢，社会活動の内容などを総合的に考慮して決定する．症候改善が不十分の場合は L-ドパ導入を躊躇すべきではない．
- 医療者側と患者側の信頼感の構築が，長期治療の継続において一番重要である．

a 初期治療開始時の注意——丁寧な説明が必要！

　パーキンソン病についてはドパミン補充療法を中心に治療法の選択肢が複数あり，難治性の神経変性疾患の中では比較的恵まれているといえるだろう．診断時にもそうした意識からしばしば安易にパーキンソン病の診断名を告知しがちである．しかし，非医療従事者にとってパーキンソン病という病名は難治性の不治の病としての印象が強く，時に人生に対する死刑宣告のごとく受け取られる場合もあるので十分に注意すべきである．診断に際しては初回から断言することはせず，その可能性が高いといった説明からスタートし，治療を進める中で複数回に分けて説明をするほうがスムースに進むことが多い．パーキンソン病の可能性が高いが他疾患の可能性は否定できないこと，そしてもしパーキンソン病であれば，治療法はさまざまあり確実に改善していけることを丁寧に繰り返し説明することが重要である．パーキンソン病の治療は長期にわたるため，患者の治療継続への意欲と医療者側への信頼

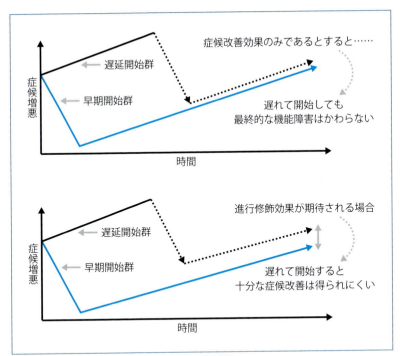

図1 delayed-start デザインによる臨床試験

[Schapira AH et al : Ann Neurol **59** : 559-562, 2006[1)] を参考に作成]

感を得ることがよりよい治療を進めていくうえで必要不可欠である．

b いつから治療を開始するか

　パーキンソン病の治療開始時期については，運動障害の程度が日常生活に支障をきたしてから開始すればよいというのがこれまでのコンセンサスであった．しかしながら，最近のいくつかの delayed-start デザインによる臨床試験（図1）の結果は，このルールの再考の必要性を示している[1)]．たとえば，モノアミン酸化酵素B（MAOB）阻害薬のラサギリンの臨床試験では，半年早くラサギリンを投与した群のほうが，その後の運動症状が持続して軽度である結果が示された[2)]．これは枯渇しているドパミンを早期から補うことにより，神経回路網が維持された効果によると解釈されている．治療

導入に伴うマイナス面(副作用やコストなど)を考慮したうえで,どのくらいの時期にどの程度の治療を開始すべきかについてはいまだコンセンサスは得られていないが,治療開始を遅らせることのメリットも証明されておらず,診断確定後はできるだけ早期に少量からドパミン補充を開始すべきであると考えられる.

C 何から治療を開始するか

　10年以上の中・長期にわたる効能が確立しているL-ドパとドパミンアゴニストのいずれかで開始するのが原則である.ドパミンアゴニストの早期導入により運動合併症の発現は抑制しうるが,運動障害改善効果はL-ドパに劣る.どちらを先に用いるかは患者の年齢,認知症の有無,そして運動障害の程度と生活の維持に要求される運動機能の程度による.麦角系ドパミンアゴニストについてはまれではあるが重篤な心臓弁膜症の合併が報告されたことを受けて,現在ドパミンアゴニストの第一選択は非麦角系の薬剤である.しかし眠気などの副作用のため非麦角系が使用できない場合,第二選択の麦角系が選択される.

　最近の海外の長期臨床試験[3]の結果からは,MAOB阻害薬を早期から単独導入することにより,ドパミンアゴニストに匹敵する運動合併症の予防効果が得られることも示唆されている.特に,日常的な車の運転を要するなどドパミンアゴニストの導入に支障があるケースではMAOB阻害薬からの治療開始が本邦でも今後の選択肢の1つとして検討されるべきである.抗コリン薬やアマンタジンについては開発の時期が古いこともあり,早期治療導入について十分なエビデンスがあるとはいえずガイドラインにも記載はないが,経験的には治療反応性が良好な症例も存在するため,選択肢となる可能性はある.しかし,いずれの薬効もL-ドパよりも薬効が劣るため,効果不十分と判断したら早期に次の治療薬について検討する必要がある.特に,転倒のリスクの高い高齢者や認知機能の低下が疑われる症例では抗コリン薬は選択されるべきではない.

> **処方例**
>
> 症例①:60歳,主婦.左手のふるえで発症,左半身に振戦とともに,筋強剛と無動を認める.認知機能は正常である.
> - プラミペキソール(ミラペックス®)[LA錠0.375 mg] 朝食後(症状をみながら3.0 mg程度まで増量)
>
> 症例②:58歳,男性.通勤に車の使用が不可欠である.半年前から右手の動きにくさを自覚,書字やパソコン操作に支障を感じている.
> - セレギリン(エフピー®)[2.5 mg] 朝食後(症状をみながら10 mgまで増量)

文 献

1) Schapira AH et al : Timing of treatment initiation in Parkinson's disease : a need for reappraisal? Ann Neurol **59** : 559-562, 2006
2) Parkinson Study Group : A controlled, randomized, delayed-start study of rasagiline in early Parkinson disease. Arch Neurol **61** : 561-566, 2004
3) Gray R et al : Long-term effectiveness of dopamine agonists and monoamine oxidase B inhibitors compared with levodopa as initial treatment for Parkinson's disease (PD MED) : a large, open-label, pragmatic randomised trial. Lancet **384** : 1196-1205, 2014

A. 運動症状の治療

2 進行期パーキンソン病の治療はどうするか

ここが POINT!

- 進行期には運動合併症,難治性運動症状,さまざまな非運動症状が問題になる.
- 運動合併症の主たる発症要因は,半減期の短いL-ドパによる間欠的ドパミン受容体刺激である.
- 運動合併症の予防・治療のためには,持続的ドパミン受容体刺激を意識した薬剤選択を行うことが重要である.

a 進行期パーキンソン病の治療戦略

パーキンソン病では,治療開始から数年間はハネムーン期といって抗パーキンソン病薬が非常によく効く時期があるが,これを過ぎると運動合併症やさまざまな非運動症状が問題になり治療に難渋することがある.この時期,すなわち進行期には,まず運動症状の治療を行うが,この際,極力非運動症状を悪化させないことが重要である.さらに運動合併症の予防と治療,そしてさまざまな非運動症状の中で,日常生活動作(ADL)上問題になる症状に対する治療を一つ一つ行う.進行期の問題は,運動合併症,すくみ[1],姿勢異常[2],転倒,嚥下障害[3]などがあるが,ここでは運動合併症について取り上げる.その他は「第3章-A-3.難治性運動症状の治療はどうするか」を参照されたい.

▶用語解説

[1] すくみ
第3章-A-3 (p.62) 参照

[2] 姿勢異常
第3章-A-3 (p.62) 参照

[3] 嚥下障害
第3章-A-3 (p.62) 参照

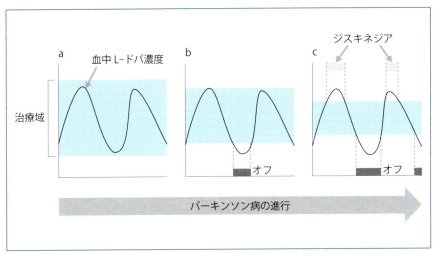

図1 ▎運動合併症発症の概念図
パーキンソン病では病気の進行とともに治療域が狭くなり，オフあるいはジスキネジアが出現する．

b 運動合併症とは

　ドパミン補充療法を長期間継続すると，治療薬の有効時間が短くなったり，薬効が不安定になったり，不随意運動が誘発されたりする．これらを運動合併症（motor complication）という．運動合併症は症状の日内変動とジスキネジア（dyskinesia）に分けられるが，前者にはウェアリングオフ，オン・オフ，delayed on，no on などがある．

1) ウェアリングオフ

　L-ドパの半減期は60〜90分であるが，病早期には1日2〜3回の服薬でもその効果は満足のいくもので，薬が切れることを実感することはほとんどない．図1a のように治療域が広いのでL-ドパの効果は1日中持続する．しかし進行期になると，1日3回服薬していても次の服薬までに薬が切れて，運動症状が悪化することがある．これをウェアリングオフという．血中のL-ドパ濃度が低下してくるときに起こるとされる（図1b）．症状日誌などで確認するとよくわかる．また，非運動症状のウェアリングオフにも注意しなくてはならない．

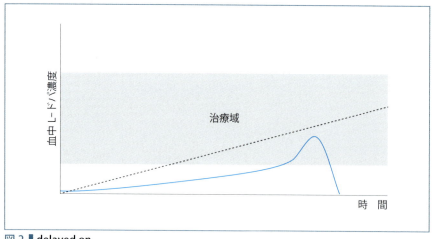

図2 ▌delayed on
L-ドパ服用後も血中濃度がなかなか上がらず治療域に達しないために運動効果が出ないのがdelayed onである（実線）．このとき，L-ドパ投与量を増やすと，治療域に達する時間が早くなる（点線）．

2）オン・オフ
　電気のスイッチを切ったりつけたりするように，突然に運動症状が悪化することがあるが，これをオン・オフ現象という．L-ドパの血中濃度とは無関係に起こる現象である．

3）delayed on
　L-ドパを服用すると，個人差はあるが一般的には食後服用ならば30〜60分くらいで効果が出てくるが，なかなか効いてこず，2時間くらい経ってようやく効いてくることがあるが，これを delayed on という（図2実線）．L-ドパの効果が発現するまでに時間を要するために起こる現象で，L-ドパの腸管からの吸収が非常に遅くなってしまうためと考えられている．またL-ドパは，食前服用と食後服用により大きく吸収が異なることがある（図3）．

4）no on
　L-ドパを服薬してもなかなか効いてこず，結局効果が得られないことがあるが，これを no on という．おそらく L-ドパが腸管からうまく吸収されないためと考えられている．

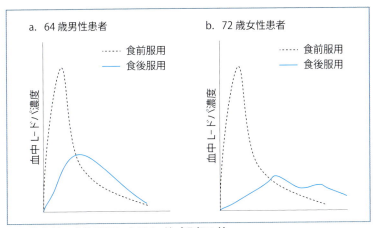

図3 ■ 食前，食後服用によるL-ドパ吸収の差
食前，食後服用によるL-ドパ吸収の差により血中濃度がかわってくる．

5）ジスキネジア

パーキンソン病の薬物療法に伴って起こる異常（dys）な運動（kinesia）のことである．頸や上下肢をクネクネと無目的に動かす動きが最も多いが，船をこぐように体を前後に揺する運動，上下肢を投げ出すように動かすバリズム様の動き，筋肉がつっぱってしまうジストニア様なものまでさまざまな動きがある．また，L-ドパの血中濃度が最大のときに生じるジスキネジアを peak-dose ジスキネジア（図1c），L-ドパの急激な血中濃度の変化で起こるものを diphasic ジスキネジア，薬効が切れたときに生じる off period ジストニアがある．

C 運動合併症の発症機序は何か（図4）

運動合併症の発生には中枢の要因と末梢の要因が考えられているが，主に前者が強く関わっている．現在中枢の要因として次のように考えられている．L-ドパの血中半減期は60〜90分程度であり，吸収後早期に減少・消失する．病初期には，血液脳関門を通過したL-ドパは線条体にあるドパミン神経の終末部に取込まれ，ここで aromatic amino acid decarboxylase（AADC）によりドパミンに変換されシナプス小胞に蓄えられる．ドパミンは一定量シナ

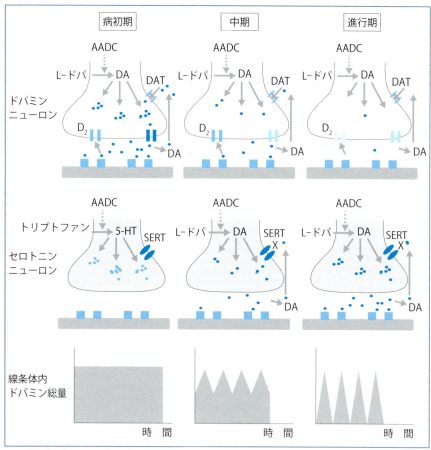

図4 ■ パーキンソン病の進行に伴って起こる運動合併症の発症機序

AADC：aromatic amino acid decarboxylase，DA：dopamine，DAT：dopamine transporter，D_2：D_2 autoreceptor（D_2 自己受容体），5-HT：5-hydroxytryptamine，SERT：serotonin transporter

プス間隙に放出されるが，この際 D_2 自己受容体によりその放出量が調整され，またドパミントランスポーターにより余分なドパミンは再取込みされるため，シナプス間隙のドパミン濃度は一定に保たれる［持続的ドパミン受容体刺激：continuous dopaminergic stimulation（CDS）］（**図4 病初期**）．

しかしドパミン神経が変性脱落すると，L-ドパはセロトニン神経などに取込まれ，AADC によりドパミンに変換される．しかし，セロトニン神経

などにはドパミン D_2 自己受容体やドパミントランスポーターがないため，L-ドパから変換されたドパミンは，その放出，再取込みなどによる制御が行われない．したがって，L-ドパが供給されるとシナプス間隙のドパミン濃度は高くなり，また供給が途絶えると急激にシナプス間隙のドパミン濃度が低下する（図4中期から進行期）．

このようにシナプス後部のドパミン受容体には，血中L-ドパ濃度に依存したドパミンの間欠的な刺激（間欠的ドパミン受容体刺激）が与えられることになる．これがウェアリングオフを起こす原因と考えられている．さらにシナプス間隙のドパミン濃度の変動が繰り返されると，その刺激を受けるドパミン受容体，さらにそれ以降のシグナル伝達系にも変化が生じ，その後の神経回路網の可塑性にまで影響を受け，過剰な興奮を獲得するようになり，これがジスキネジアの原因と考えられている．ジスキネジア発症に関連する受容体として，ドパミン D_1 受容体，NMDA受容体，mGluR5受容体が想定されている[1]．

最近の動物実験の結果から，生理的状態では高頻度刺激で長期増強（long term potentiation：LTP）が生じ，低頻度刺激で脱増強が生じる．未治療パーキンソン病モデルラットでは高頻度刺激でLTPを生じないが，L-ドパ治療により生理的状態に戻る．しかしジスキネジアを生じているパーキンソン病モデルラットでは，高頻度刺激でLTPを生じるが，低頻度刺激後に脱増強が生じないために過剰な興奮が起こるものと考えられている[1]．

d 運動合併症の発症要因は何か

前述のように，主たる発症要因は，半減期の短いL-ドパなどによる間欠的ドパミン受容体刺激である．また，早期パーキンソン病患者にL-ドパ合剤を150 mg，300 mg，600 mgの3群に分け40週間投与したELLDOPA studyでは，600 mg投与群で有意に運動合併症が増加しており，L-ドパ投与量は発症要因の1つと考えられる．同様に，早期パーキンソン病患者にエンタカポンを投与したSTRIDE-PD studyの結果を分析したところ，ジスキネジア発症の要因は，若年，L-ドパ高用量，低体重，女性，Unified Parkinson's Disease Rating Scale（UPDRS）part Ⅱ高得点などで，ウェアリングオフは，若年，UPDRS part Ⅱ高得点，L-ドパ高用量，女性，UPDRS part Ⅲ高得点であった[2]．ジスキネジアは体重あたり 4 mg の L-ドパを超えると増加し，6 mg から 8 mg 以上ではプラトーになる[2]．さらに，前述のようにシナプス後部の受容体側の要因として，ドパミン D_1 受容体が関与していることより，ドパミン D_1 受容体に親和性のある薬剤は発症要因になる可能性がある．

e 治療はどうするか

1）治療のストラテジー

　前述のとおり運動合併症を起こす大きな要因は，L-ドパの半減期が短いことである．線条体にあるドパミンニューロン終末部におけるドパミン保持能力の低下は疾患の進行に伴って仕方がないので，投与する抗パーキンソン病薬の種類，投与方法を工夫し，血中濃度を安定化させることが重要である．すなわち，L-ドパの頻回投与，血中半減期の長い薬剤の開発，薬剤の持続投与などである．血中濃度を安定化させることはすなわち，ピークとトラフの差を極力小さくする投与法で，これにより線条体における CDS が達成できる．具体的には，速放錠から徐放錠へ（プラミペキソール徐放錠，ロピニロール徐放錠），貼付剤（ロチゴチン貼付剤），持続皮下注（アポモルヒネ持続皮下注），腸管注入［L-ドパ・カルビドパ水和物配合経腸用液（LCIG）（デュオドーパ®）の持続経腸療法］などである．実際早期パーキンソン病患者に，半減期の 60～90 分と短い L-ドパで治療を開始した群と，半減期が 6～約 40 時間のドパミンアゴニスト（速放錠）で開始した群では，後者のほうが運動合併症は少なかった．現在，ドパミンアゴニストについては，さらに前述のようにドパミンアゴニストの徐放錠，貼付剤が使用されている．また，L-ドパ・カルビドパ配合錠のみを経口服用している進行期パーキンソン病患者 6 例に，十二指腸からの L-ドパの 12 時間の持続注入（カルビドパの経口投与）を行い，経口服用期と持続注入期のオフ時間，ジスキネジアを比較・検討したところ，ともに後者で有意に改善していた[3]．本邦でも 2016 年 9 月に上市された．

ガイドラインでは……

運動合併症に対する治療については，ウェアリングオフを呈する進行期パーキンソン病において L-ドパ製剤にドパミン作動薬あるいはドパミン附随薬（COMT 阻害薬，MAOB 阻害薬，イストラデフィリン，ゾニサミド）を加えるべきか，またウェアリングオフを呈する進行期パーキンソン病患者において脳深部刺激療法（DBS）を行うべきか，に分けられて解説されている．いずれの薬剤もウェアリングオフを呈する進行期パーキンソン病患者において加えることを提案する，とされているが，ドパミンアゴニストは GRADE 2A（弱い推奨で高いエビデンス），COMT 阻害薬，イストラデフィリン，ゾニサミドは GRADE 2B（弱い推奨で中程度のエビデンス），MAOB 阻害薬は GRADE 2C（弱い推奨で低いエビデンス）とされている．

専門家のコツ

a. ウェアリングオフ

　ガイドラインのウェアリングオフのアルゴリズム（図 5）の一番目のステップでは，まずウェアリングオフの定義が記されている．すなわちウェアリングオフとは，L-ドパを 3 回/日服用していても薬が切れてくる状態である．これはまずしっかりとウェアリングオフであるかどうかを確認するためである．次に，ウェアリングオフであることが確認された場合には分割投与を行う．たとえば朝食時あるいは夕食時に薬が切れた状態であれば，それぞれ起床時あるいは夕方に追加服用（計 4〜5 回）する．またドパミンアゴニストを開始，増量，変更とあるが，現在は徐放錠あるいは貼付剤があるので，これらの使用を考慮する．ドパミンアゴニスト徐放錠・貼付剤（プラミペキソール徐放錠，ロピニロール徐放錠，ロチゴチン貼付剤）のウェアリングオフに対する治療のエビデンスは，プラミペキソール徐放錠は不十分，ロピニロール徐放錠は有効，ロチゴチン貼付剤は有効である[4]．特にロチゴチン貼付剤は早朝の運動症状に有効である[5]．次にはエンタカポン，MAOB 阻害薬，イストラデフィリン，ゾニサミドを使用する．さらに次のステップでは，L-ドパのさらなる頻回投与とあるが，概ね 8 回くらいが限度であろう．またドパミンアゴニストの増量，変更

ではアポモルヒネの注射も考慮する．最後のステップでは，適応を十分考慮したうえで Device Aided Therapy（DAT）の導入を検討する．DAT とは device を用いた治療の総称であり，脳深部刺激療法（DRS），L-ドパ持続経腸療法，本邦にはまだ導入されていないがアポモルヒネの持続皮下注射がある．

b. ジスキネジア

ガイドラインでは，peak-dose ジスキネジアの治療については，
① L-ドパの1回量を減量して投与回数を増やす．
② 併用している場合，イストラデフィリン，MAOB 阻害薬，エンタカポンを減量中止する．
③ L-ドパの1日量を減量し，不足分をドパミンアゴニストの追加・増量で補う．
④ アマンタジンの投与あるいは増量（本邦では上限は 300mg/日）．

上記を試みても調整が困難な場合は DBS（視床下核刺激術，淡蒼球刺激術）が有効である．両側性の手術は刺激術を選択する．DBS を希望しない場合，適応外の場合は L-ドパ持続経腸療法も選択肢となる，としている．

L-ドパ1回量を減らして頻回投与を行う場合の L-ドパの調整方法であるが，25 mg 単位で増減することも考慮する．L-ドパ合剤の後発品であるドパコール® には 50 mg の製剤があるので，1/2 錠の 25 mg を使用することができる．また，薬局によっては L-ドパ 100 mg 製剤でも 1/4 錠の 25 mg にしてくれるところがある．実際，25 mg の調整でジスキネジアをうまくコントロールできている症例が少なくない．L-ドパ1日量を減量し，不足分をドパミンアゴニストで補充する際，現在徐放錠・貼付剤（プラミペキソール徐放錠，ロピニロール徐放錠，ロチゴチン貼付剤）が使用可能なので，ここではこれらの使用も考慮する．しかし現時点ではジスキネジアの治療のエビデンスは，プラミペキソール徐放錠，ロピニロール徐放錠，ロチゴチン貼付剤ともに不十分とされている[3]．

c. off period ジストニア

パーキンソン病患者におけるジストニアは，オン時に出現する場合と，オフ時に出現する off period ジストニアがある．on period ジストニアの治療は peak dose ジスキネジアに準ずる．off period ジストニアは，日中の特に夕方や夜遅い時間のオフ時に現れることもあるが，抗パーキンソン

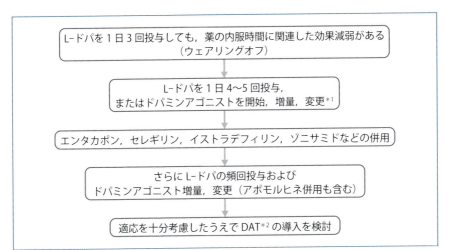

図5 ウェアリングオフの治療アルゴリズム

*1：ウェアリングオフ出現時には投与量不足の可能性もあるので，L-ドパを1日3～4回投与にしていない，あるいはドパミンアゴニストを十分加えていない場合は，まずこれを行う．
*2：DAT：device aided therapy（本邦ではDBSおよびL-ドパ持続経腸療法がこれに該当する）．
［日本神経学会（監修）：パーキンソン病診療ガイドライン2018，医学書院，p.125，2018より許諾を得て転載］

病薬の服薬間隔は通常就寝中が最も長いため，起床してから最初の内服薬の効果が現れるまでの間に生じやすい（早朝ジストニア）．
　新ガイドラインのoff periodジストニアの治療はどうするかでは，
①まずウェアリングオフに対する治療を行い，薬剤調節によってオフ時間を短縮・消失させる．
②早朝のoff periodジストニアに対しては，長時間作用型ドパミンアゴニストを試みるか，起床時に少量のL-ドパを服用する．睡眠前にL-ドパまたはドパミンアゴニストを服用してもよい．
③薬物治療で症状が十分改善しない場合はボツリヌス治療や視床下核・淡蒼球内節に対するDBSを考慮する．
としている．
　実臨床では，ドパミンアゴニストの速放錠を使用している場合には徐放錠に，さらに徐放錠を朝・夕に分割する．またロチゴチンパッチは早朝の運動症状改善にエビデンスがあり，推奨される．

d. その他の運動合併症

　delayed onやno onは図2の実線のように，服用後時間が経過しても

血中L-ドパ濃度が治療域に達しないために起こる現象で，空腸上部からのL-ドパの吸収がわるいためである．図3のように，食前投与は食後投与に比し吸収が速いので，食前投与に切り替えることも考慮する．同様にL-ドパを水やレモン水に溶かして服用すると吸収が速くなる．あるいは消化管の運動を改善し，消化管からの吸収を改善するために，ドンペリドンを食前に服用する．さらに，1回服用量を増量することも考慮する．図2の点線は，1回の服用量を増量することにより，治療域への到達時間が早くなることを示した図である．

処方例

症例①：70歳，女性．罹患期間8年，Hoehn & Yahr重症度分類 III度．UPDRS part III 8，part IV 6，ジスキネジア50％．
- L-ドパ・カルビドパ　450 mg/日，分3，毎食後
- プラミペキソール速放錠　3 mg/日，分3，毎食後
- アマンタジン　150 mg/日，分3，毎食後
プラミペキソール速放錠3 mg/日をプラミペキソール徐放錠3 mg/日にovernight switchした．
4週後 UPDRS part III 6，part IV 2，ジスキネジア20％．
- L-ドパ・カルビドパ　450 mg/日，分3，毎食後
- プラミペキソール徐放錠　3 mg/日，分1，朝食後
- アマンタジン　150 mg/日，分3，毎食後

症例②：74歳，女性．罹患期間18年．Hoehn & Yahr重症度分類III度．ウェアリングオフ，ジスキネジア，幻覚・妄想，認知症，起立性低血圧，食事性低血圧が認められたが，以下の抗パーキンソン病薬でコントロールが良好になった．
- L-ドパ・カルビドパ　675 mg/日，分5，起床時100 mg，朝食後175 mg，昼食後150 mg，15時30分100 mg，夕食後150 mg
- エンタカポン　400 mg/日，分2，朝・昼食後
- ゾニサミド　50 mg/日，分1，朝食後
- ロチゴチン貼付剤　9 mg/日，分1
- ドネペジル　5 mg/日，分1，朝食後
- クエチアピン　25 mg/日，分1，就寝前
- リボトリル　5 mg/日，分1，就寝前
- 抑肝散　7.5 g/日，分3，毎食前
- アメジニウム　1 mg/日，分1，朝食前
- ドンペリドン　30 mg/日，分3，毎食前
- 酸化マグネシウム　990 mg/日，分3，毎食後

文　献

1) Calabresi P et al : Levodopa-induced dyskinesias in patients with Parkinson's disease : filling the bench-to-bedside gap. Lancet Neurol **9** : 1106-1171, 2010
2) Olanow CW et al : Factors predictive of the development of levodopa-induced dyskinesia and wearing-off in Parkinson's disease. Mov Disord **28** : 1064-1071, 2013
3) Stocchi F et al : Intermittent vs continuous levodopa administration in patients with advanced Parkinson disease : a clinical and pharmacokinetic study. Arch Neurol **62** : 905-910, 2005
4) Fox SH et al : The Movement Disorder Society Evidence-Based Medicine Review Update : Treatments for the motor symptoms of Parkinson's disease. Mov Disord **26**（Suppl 3）: S2-S41, 2011
5) Trenkwalder C et al : Rotigotine effects on early morning motor function and sleep in Parkinson's disease : a double-blind, randomized, placebo-controlled study (RECOVER). Mov Disord **26** : 90-99, 2011

A. 運動症状の治療

3 難治性運動症状の治療はどうするか

> **ここが POINT!**
> - 十分な薬物療法で改善しないすくみには，外的キューを利用する．
> - 姿勢異常はドパミンアゴニストで誘発・悪化するものがあり，見直しを検討する．
> - 嚥下障害は重症度に応じて食形態を工夫する．

すくみ

　進行期に出現する運動障害である．パーキンソン病で最も基本となる運動障害は運動緩慢［寡動（bradykinesia）］であるが，すくみは動作開始の障害であり，真の意味での「無動（akinesia）」である．歩行開始時や方向変換時に足がスムースに出ない「すくみ足」がよくみられるが，手の動きや発語に際してもすくみがみられる．発語のすくみは「吃音」と表現されることもある．

　治療のアルゴリズムを図1に示すが，ドパミン補充療法が不十分なためにすくみを生じる場合，ウェアリングオフがあり，オフ時にすくみを生じる場合，オン時や薬効とは無関係にすくみを生じる場合で治療が異なる．すくみは動作を阻害するのみならず，転倒の原因ともなるため，有効な対策が望まれる．

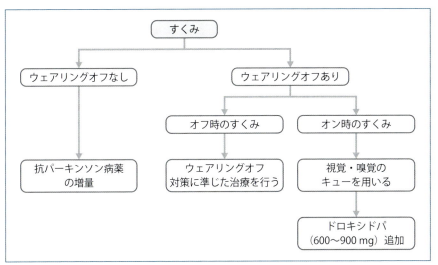

図1 ■ すくみ足治療のアルゴリズム

[日本神経学会（監修）：パーキンソン病診療ガイドライン 2018, 医学書院, p.189, 2018 より許諾を得て転載]

ガイドラインでは……

「パーキンソン病診療ガイドライン 2018」に準じて具体的治療を述べると，以下のようになる．

> ①ウェアリングオフがない場合のすくみ足や，ウェアリングオフのオフ時に出現するすくみ足の場合は，ウェアリングオフ対策を含めた抗パーキンソン病薬の用量調整を行う．
> ②オン時のすくみ足には外界からの聴覚・視覚キュー刺激が勧められる．ドロキシドパを用いてもよい．
> ③リズミカルな感覚性キューや補助的用具の使用を勧める．

③は外的キューにより動作の開始が促される現象で，階段を昇ったり，床に描いた線をまたぐような視覚的目標があると足が出やすくなる現象を kinésie paradoxale と呼ぶ．これを利用してベッドの周囲に線を引いたり，床に模様を描いたり，目標となる線がレーザー光として足を出す先に投射される器具の工夫により速やかな足の繰り出しを促すことができる．

専門家のコツ

　足跡をイメージし，その上に足を運ぶ内的キューも試みられる．どうしても足が前に出ない場合，スピードスケートで走るように足を左右に逆ハの字に開きながら歩く，カニのように横歩きする，半歩足を後ろに引いてから前に歩くなどの工夫も有効なことがある．かけ声や音楽による音リズムなど，聴覚刺激も外的キューとして有効である．筆者がみているある患者は，好きな曲を聞いているときには包丁で調理ができ，曲がないと切れなくなる．患者の心に響くリズムか否かで効果が異なる可能性がある．

　外的キューによる対処法は，常時キューに注意を向けておくことはできない，また同じ視覚，聴覚刺激の反復では，どうやら耐性を生じてしまうようである．キューがなくとも，歩行器を使うと足が前に出やすくなる．転倒の不安が消えるために出やすくなるとの考え方がある．

　他の薬物療法について，わが国では保険適用がないが，メチルフェニデート（適用外）の抗すくみ効果が検討され，二重盲検試験でも有効との結果がある[1]．近年，コリンエステラーゼ阻害薬（適用外）が転倒回数を少なくすることが報告されている[2]．すくみは，しばしば転倒の原因となる．その責任病巣の一部に中枢コリン系（PPN）の関与があり，ドネペジルによる機能改善が期待される．すくみは，注意，覚醒状態や心理的要因によっても左右される．その改善効果がPPNへの作用による直接効果か，注意力や気分の改善を介した効果かについて，さらなる検討が必要と思われる（表1）．

処方例

症例：73歳，女性．Hoehn & Yahr重症度分類 Ⅱ度，発症5年目．
　L-ドパ・カルビドパ配合（メネシット®）［100 mg］3錠を投与していたが振戦が増強し，書字に支障をきたすようになった．このため，プラミペキソール（ビ・シフロール®）［0.5 mg］を投与開始した．
　1日3錠まで増量してまもないある日，腰が曲がると訴え来院．上体を30°程度前屈させていた．ビ・シフロール®をやめ，メネシット®を4.5錠に増量したところ，振戦は軽減，腰曲りも消失した．

姿勢異常

パーキンソニズムを呈するパーキンソン病患者には，しばしば姿勢異常がみられる．代表的なものに体幹の前屈，側屈，首下がりがある．極端な前屈（たとえば 45°以上）は camptocormia と呼ばれる．側屈は斜め徴候，Pisa 症候群などと呼ばれることがある．側弯（scoliosis）も報告されるが，これは脊椎の側方への弯曲であり，X 線で確認される．表面化した身体の傾きと必ずしも一致しない．パーキンソン病の進行とともに姿勢異常は悪化するが，抗パーキンソン病薬で悪化する場合もある．したがって，治療の基本は薬物の調整であり，可動域訓練などのリハビリテーションや補助具を用いた姿勢の矯正を併用する．

a 首下がり

首下がりは文字どおり首が前屈する状態をいう．極端な場合には顎が胸に付き，挙上できない．このため視界が障害され，歩行や視線を合わせての会話が困難となり，社会生活が障害される．嚥下障害や，頸背部のこり，痛みも苦痛の原因となる．大きく 2 つの原因がある．1 つは頸部伸筋の筋力低下によるもので，いわゆる「dropped head」である．多発筋炎，頸部伸筋に限局した筋炎（neck extensor myopathy），先天性ミオパチー，筋ジストロフィー，重症筋無力症，頸椎症，筋萎縮性側索硬化症など，さまざまな神経，筋疾患が背景となる．パーキンソニズムを呈する疾患でも筋障害に由来する首下がり例が報告されている．他の 1 つは「antecollis」であり，錐体外路疾患に伴う首下がりの主因をなす．筋力低下なく，頸部前屈筋と後屈筋緊張のアンバランスないし，ジストニアで生じると考えられる．

1）頻度

首下がりの頻度は山田ら[3]の集計では 126 例中 8 例（6.3％），藤本ら[4]の報告では 131 例中 7 例（5.3％）である．筆者ら[5]はパーキンソン病患者連続 252（男性 108，女性 144）例を検討し，15 例（6.0％）であった．

2）背景

首下がりを呈するパーキンソン病患者の背景であるが，筆者らの検討では女性に多い．運動症状発現から首下がり出現までの潜時は，平均 5.5 年，

Hoehn & Yahr 重症度分類 Ⅲ度以上の例に多いが，運動症状発現に先行する例もある．首下がりはしばしば数日で完成する．長期経過例での廃用性異常は別として，頸部筋力は低下せず，頸部伸筋，特に肩甲挙筋の膨隆，板状のこわばりが特徴的に見出される．痙性斜頸など，他のジストニア姿位や眼瞼痙攣を合併することがある．無動固縮型パーキンソン病患者に頻度が高く，振戦優位例では少ない．ドパミンアゴニストによる悪化がしばしば経験される．多系統萎縮症では，より高頻度に首下がりを生じる．首下がりを伴うパーキンソニズムを診たら，多系統萎縮症の可能性を再考する．

3）発症機序

頸部屈筋，伸筋間での筋緊張の不均衡が原因と考えられる．L-ドパよりもドパミンアゴニストのほうが，両筋群間の不均衡を増強する作用が強い可能性がある．

4）治療

まずは抗パーキンソン病薬の調整を試みる．しばしばドパミンアゴニストの開始，増量時に出現，悪化する．薬剤性が疑われる場合はその中止，変更を考慮する．薬剤によらず生じた場合は，抗パーキンソン病薬増量を試みる．L-ドパないしセレギリン，エンタカポンの追加で対応する．ドパミンアゴニストによる改善も期待される．頸部屈筋のリドカインなどを用いた muscle afferent block（MAB）でも有効例があるが，効果が持続しない．ボツリヌス毒素の筋注は首下がりに伴う筋痛を緩和する．首下がり姿勢に対しても，有効例が報告される．副作用として嚥下障害と頸部筋力低下に注意する．視床下核の脳深部刺激による改善例も報告されている．急場しのぎの対応としてソフトネックカラーや旅行用の首まくらが生活の質（QOL）改善に役立つことがある．

b 腰曲がり

体幹の前屈には屈曲点が腰，背，体幹全体が緩やかに弧を描いて曲がるものなど，さまざまである．いずれも腰痛，背痛の原因となり，視界が狭まり，転倒や逆流性食道炎を悪化させる．パーキンソン病の自然経過として，徐々に前傾姿勢が強まるが，抗パーキンソン病薬で悪化する場合がある．L-ドパよりもドパミンアゴニストで悪化する率が高い．原因には屈筋と伸

筋の筋緊張のアンバランスがあげられる．治療には，ドパミン補充療法の効果が期待される．ドパミンアゴニストで悪化する場合には該当薬を中止する．同じドパミンアゴニストでも種類により悪化させたり，そうでなかったり，反応は異なる．camptocormia は回復しにくい．背で屈曲している場合は外腹斜筋にリドカインを注入することで改善が得られる[6]ことがあるが，効果は約1ヵ月持続する．

この他の治療法としてリハビリテーションによる傍脊柱筋力の改善や歩行器使用がある．また，バックパックを背負うと背が伸びる場合があり，バックパック療法と呼ばれる．補助具としてコルセットを使用する場合がある．

C 側屈（斜め徴候，Pisa 症候群）

基本的な対処法は腰曲がりと同様である．特にまずは薬剤性かどうかを検討し，薬剤の関連が疑われる場合はその中止，変更を試みる．病態の進行による場合，病初期の軽度異常は抗パーキンソン病薬の増量で改善が期待できる．進行期の側屈は改善困難である．屈側とは体側の筋にボツリヌス毒素を注射する試みが報告されているが，一般的治療とはなっていない．定位脳手術による改善も報告されている．

姿勢異常は前述したさまざまな理由で患者の社会活動を障害し，生活の質を劣化させる．しばしば難治であるが，抗パーキンソン病薬が原因になりうると同時に改善をもたらすこともある．薬物が誘発・悪化させる可能性に配慮しつつ，パーキンソニズムと併せて治療していくことが期待される．

嚥下障害

嚥下障害は対象患者の重症度にもよるが，30〜80％の患者がむせや嚥下障害を自覚している．しかし，障害に気付かれない不顕性誤嚥もまれでない．嚥下障害はパーキンソン病最大の死因である誤嚥性肺炎の原因となる．パーキンソン病の予後を決定する重要な因子である．多くは進行とともに頻度が増す．認知期，準備期，口腔期，咽頭期，食道期のすべての時期にわたって障害を生じうる．食事時の咳嗽やむせが障害の徴候となる．検出には

問診の他，嚥下造影検査（videofluorography）を行う．

　認知期は意欲や認知機能の障害，準備期は上肢，手の運動障害，口腔期は舌や咀嚼運動の障害，咽頭期は咽頭の運動や，嚥下反射，頸部の姿勢（首下がり），食道期は自律神経支配である食道括約筋の運動が関与しており，障害の背景もさまざまである．随意運動の障害に関しては抗パーキンソン病薬による改善が期待できる．認知機能障害，うつ，覚醒，注意力障害や薬物や消化器障害による食思不振があればその改善も有用と思われる．筆者は嚥下困難のために紹介受診したパーキンソン病患者が，最終的に被毒妄想による拒食が背景で，その改善でスムースに嚥下できるようになった症例を経験した．

　進行例ではきざみ食やとろみ食など，食形態を検討する．胃瘻造設や声門閉鎖術が必要な場合もある．

構音障害

　パーキンソン病患者は進行とともに声が小さく，弱く，抑揚のない，しわがれ声になり，発音が不明瞭となる．舌や軟口蓋の運動障害による構音障害と，声帯の内転障害による発声障害が主な要因である．自分の声が小さく不明瞭となっていることを認識しないまま，早口で話すことも意思疎通を妨げる．治療には抗パーキンソン病薬による運動障害の改善と，リハビリテーションとが実践されている．リハビリテーションで脚光を浴びている方法の1つにLee Silverman Voice Treatment-Loud（LSVT-Loud）がある．この方法では話し方の明瞭さを最大にするために呼吸器，咽頭，声帯などの発音のための機能を改善する．「大きく話す」ことに焦点をあてて大きな声で話すトレーニングを反復する．これにより，構音障害のみならず，仮面様顔貌や嚥下障害も改善することが報告されている．

文　献

1) Moreau C et al : Methylphenidate for gait hypokinesia and freezing in patients with Parkinson's disease undergoing subthalamic stimulation : a multicentre, parallel, randomised, placebo-controlled trial. Lancet Neurol 11 : 589-596, 2012
2) Chung KA et al : Effects of a central cholinesterase inhibitor on reducing falls in Parkinson disease. Neurology 75 : 1263-1269, 2010
3) 山田人志ほか：パーキンソン病と首下がり．臨床神経学 43 : 955, 2003

4) Fujimoto K : Dropped head in Parkinson's disease. J Neurol **253**（Suppl 7）: vii 21-26, 2006
5) Kashihara K et al : Dropped head syndrome in Parkinson's disease. Mov Disord **21** : 1213-1216, 2006
6) Furusawa Y et al : Role of the external oblique muscle in upper camptocormia for patients with Parkinson's disease. Mov Disord **27** : 802-803, 2012

B. 非運動症状の治療

1 うつ

ここが POINT!

- パーキンソン病のうつは，中枢神経系の変性・脱落で生じる場合が多い．
- 運動症状の十分な治療により，軽快が期待できる．
- オフ時のみ生じるうつにはオフを改善する治療を行う．
- 上記で改善しないうつには，抗うつ薬を試用する．

a パーキンソン病うつとは

「うつ」は空虚で絶望的な気分，悲しみ，生気感情の低下，意欲や喜びの喪失などで表現される感情，思考，意欲の障害された状態をいう．米国精神医学会による診断基準 Diagnostic and Statistical Manual of Mental Disorders (DSM)-5[1] によるうつ病［大うつ病性障害（major depressive disorder）］は，①抑うつ気分，悲しみ，②興味または喜びの喪失，③食欲減退，④睡眠障害，⑤焦燥感・精神運動制止，⑥疲労感・気力減退，⑦罪責感，⑧集中困難，⑨希死念慮などの症状のうち，①または②を含む5項目以上が2週以上持続する状態と定義されている．2年以上抑うつ症状が続く場合は持続性抑うつ障害（気分変調症）と診断される．これらは薬物や他の医学的疾患によらずに生じる場合であるが，パーキンソン病でも20〜50％に類似症状がみられる．本項ではこれをパーキンソン病うつと呼ぶ．

その特徴は，中核症状は意欲減退，自発性低下，疲労感である．うつ病 (DSM-5) と比べ罪業感，自責感，罪業妄想はまれで，自殺率は低く，日内変動が少ない[2]．易疲労，便秘，頭痛，不眠，食欲不振，発汗などの身体症状は両者に共通してみられる．パーキンソン病では運動障害に加えて睡眠障害，自律神経障害，認知機能障害，精神病状態，薬剤の影響など，さまざま

表1 ▎パーキンソン病うつとうつ病の特徴比較

	パーキンソン病うつ	うつ病（DSM-5）
中核症状	興味，喜びの喪失 疲労感	抑うつ気分 興味，喜びの喪失
特徴的症状		罪業感 希死念慮 日内変動
共通症状	易疲労，便秘，頭痛，不眠，食欲不振，発汗	
関連神経系	ノルアドレナリン ドパミン セロトニン アセチルコリン	セロトニン ノルアドレナリン
診断基準	なし（DSM分類に準じる）	DSM-5

［Miyoshi K et al : Eur Neurol **36**（Suppl 1）: 49-58, 1996[2]）を参考に作成］

な認知，精神，運動，自律神経症状が同時に存在し，うつ病（DSM-5）診断基準項目と重なる．このため，たとえば不眠，食思不振，性欲低下，便秘などの評価項目を含むZungのうつ病自己評価尺度（self-rating depression scale：SDS）ではパーキンソン病であるだけで高評価点となり，過剰診断となりがちである．

うつ病に振り分けられがちなパーキンソン病症状には身体症状として面様顔貌，疲労，睡眠障害，食思不振，体重減少，認知機能障害として注意障害，思考緩慢，記憶障害，精神症状として意欲減退（アパシー），不安がある[3]．もちろん，合併するうつ病（DSM-5）が，パーキンソン病症状に隠れて見逃されることもありうる．パーキンソン病うつと，うつ病（DSM-5）との異同を表1にまとめる．

1）頻度と症状，危険因子

パーキンソン病患者のうつは，症状による直接的苦痛の他，患者の生活の質（QOL）を低下させる最大要因となり，介護者の負担ともなる．治療的対応には正しい診断と，それに基づく適切な治療が求められる．

パーキンソン病うつの頻度は，報告では4～76％までとさまざまであり，その背景には前述の診断基準問題がある．発症時期には病初期と進行期に多い2峰性とする報告がある．Reijndersら[4]は104報告をレビューし，うつ病相当が17％，気分変調症が13％，より症状の軽い小うつ病が22％と報告

した.うつは嗅覚障害,便秘,疼痛,レム睡眠行動障害とともに,パーキンソン病の運動症状に先行して出現しうる.非運動症状の頻度を集計したPRIAMO studyの結果[5]でも,うつは疼痛,疲労とともに早期から高頻度に検出されている.そして,約30%は運動症状に先行してうつを生じる.なお,アパシー,アンヘドニアはうつの部分症状として訴えられるが,それぞれ独立しても出現する.PRIAMO studyではうつが22.5%,アパシーが21.0%,アンヘドニアが10.6%と報告されている.

パーキンソン病うつの危険因子にはパーキンソン病関連要因として疾患の重症度,L-ドパ使用量が報告されている.それ以外に女性,うつや不安の既往,低下したQOL,認知機能低下も関与する.

2) 病態

パーキンソン病うつの病態としては,中枢ドパミン系,ノルアドレナリン系,セロトニン系,コリン系ニューロンの変性,脱落が重要と考えられる.中脳から辺縁系や前頭葉に投射するドパミン作動性ニューロンは,情動,報酬,学習などに関与する.青斑核からもノルアドレナリンニューロンも辺縁系,大脳皮質に投射する.脳幹部の背側縫線核からはセロトニンニューロンが黒質や大脳皮質に投射する.判断や企画に関与する前頭葉にはアセチルコリンニューロンも投射している.Braakによるパーキンソン病病態の上行仮説に従えば,早期のパーキンソン病うつでは縫線核セロトニンニューロンや青斑核ノルアドレナリンニューロンの障害が考えられる.進行とともに中脳から辺縁系に投射するドパミン系も障害され,さらにはアセチルコリンニューロンの脱落もアパシーなど一部の障害に関与している可能性がある.ウェアリングオフのある患者ではしばしばオフ時にうつ,不安が顕著となり,オン時には消失する.ドパミン枯渇とうつ症状との関係を示す好例である.

3) パーキンソン病以外の機序によるうつ

一般人口におけるうつ病の頻度は2〜4%である.パーキンソン病患者への合併もまれではない.慢性的疾病に罹患したための心理,社会要因によるうつ,適応障害も考慮されるが,あっても少ないと考えられる.

鑑別疾患ないし状態にはアパシー,アンヘドニア,うつ病性障害,双極性障害,感染症や慢性硬膜下血腫などの合併身体疾患に伴ううつ,薬剤性,認知症,パーキンソン病のオフ症状,脳深部刺激療法に関連したうつなどがあげられる.原因により対応が異なるため,背景の見極めが重要である.

b 治療(図1)

1) 治療の流れ

> **ガイドラインでは……**
>
> ①まずはパーキンソン病の運動症状に対する十分な治療を行う．オフ時のうつ症状にはウェアリングオフやオン・オフに対する治療を十分に行う．ドパミンアゴニストを用いて治療を行う際には，プラミペキソールなどの使用を考慮する．
> ②そのうえでうつ症状の改善が認められない場合，三環系抗うつ薬(TCA：ノルトリプチリン)，選択的セロトニン再取込み阻害薬(SSRI：パロキセチン)，セロトニン・ノルアドレナリン再取込み阻害薬(SNRI：ベンラファキシン)を試みる．
> ③認知行動療法を試みてもよい．

2) 抗うつ薬

　抗うつ薬のうち，パーキンソン病うつ改善へのエビデンスがあるのはノルトリプチリン，デシプラミン，アミトリプチリンなどの旧タイプの三環系抗うつ薬である．これらの薬物は抗コリン作用やノルアドレナリン系刺激作用をもち，便秘，排尿困難，夜間せん妄，起立性低血圧などの副作用を生じる

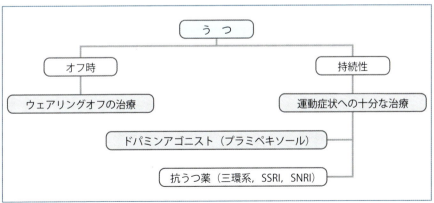

図1 ■ パーキンソン病うつの薬物治療方針

ことがある．比較的抗コリン作用の弱いロフェプラミンや，四環系抗うつ薬が使いやすいがエビデンスはない．

抗コリン作用がなく，軽うつには使いやすい．悪心や日中の過鎮静が共通する副作用である．セロトニン受容体刺激を介してドパミン系を抑制し，パーキンソニズムを悪化させることもある．セロトニン系への選択的作用が知られるトラゾドンやタンドスピロンはさらに副作用が少なく，高齢者，進行例でも使いやすい．

デュロキセチンやミルタザピンなど新しい抗うつ薬にも抗パーキンソン病うつ効果が報告されている．抗うつ薬とセレギリンの併用は，セロトニン症候群誘発の恐れがあるため禁忌である．他の抗パーキンソン病薬ではセレギリンやアマンタジンなどにも抗うつ効果の報告がある．

専門家のコツ

アパシーやアンヘドニアの一部は前頭葉機能障害と関連する場合がある．コリン系を賦活する抗認知症薬にもうつ症状の一部を改善する効果が期待できる．

薬物以外では，反復経頭蓋磁気刺激や電気痙攣療法の抗うつ効果が検討されている．また，認知行動療法[6]や運動療法[7]にも気分，意欲の改善が期待される．

3）内因性うつの合併

パーキンソン病発病以前からうつ病相を反復していたり，特定の季節になると意欲が減退したり，躁状態の既往がある場合には内因性うつの合併が考えられる．内因性うつには，しばしばより多量の抗うつ薬が必要となり，再発予防への工夫や情動安定薬の併用が必要な場合がある．

> **処方例**
>
> **症例①：軽いパーキンソン病うつ**
> 　58歳，男性．3年前から意欲がなくなり，疲れやすくなった．最近になって時々左手がふるえるようになったため来院した．妻は最近患者の背が曲がり，表情が乏しくなったのが気になっていたという．神経学的には運動緩慢，左側優位な四肢の筋強剛あり．歩行時，左手に静止時振戦出現．Hoehn & Yahr 重症度分類 Ⅱ度のパーキンソン病と考えられた．精神的には意欲減退，アンヘドニア，軽い抑うつ気分を認めた．運動症状の改善に加え，意欲減退などのうつ症状を改善したい．
> ・プラミペキソール（ビ・シフロール®）［0.5 mg］を1錠から開始し，漸増した．1日3錠，分3，毎食後で振戦は消え，意欲減退，抑うつ気分も消失した．
>
> **症例②：うつ病の合併**
> 　パーキンソン病発症から12年目の73歳，女性．L-ドパ・カルビドパ配合（メネシット®）［100 mg 3錠/日，分3，ロピニロール（レキップ®）［CR錠8 mg］2錠/日 分2が投与されており，オン時 Hoehn & Yahr 重症度分類 Ⅱ度，オフ時 Ⅲ度である．1週間前から急に食思不振となり，3日前からはほとんど食事が摂れなくなったため来院した．食思不振に加え，抑うつ気分，不安，意欲減退，不眠を訴えた．誘因なく急に抑うつ気分，食思不振，不眠が出現しており，うつ病の合併と考えられた．対応はどうする？
> ・それまでの処方にセルトラリン（ジェイゾロフト®）［25 mg］2錠/日，分1，眠前を追加したところ，うつ症状は消失した．

　うつは患者の意欲的生活を阻害し，リハビリテーションや社会的活動への積極的取り組みを挫き，運動症状や認知症の進行を早めてしまう可能性がある．傍らで見守る介護者にもつらい症状で，介護意欲の低下につながる．うつ時にパーキンソン病運動症状が悪化する例も経験される．しばしば区別は困難ながら，パーキンソン病の運動症状なのか，オフ症状か，うつ，アパシー，アンヘドニアか，うつ病の合併かを見極めることで，ドパミン補充療法を強化するか抗うつ薬を追加するかを適切に選択でき，よりよい疾患コントロールにつながる．

文　献

1) 日本精神神経学会（監修），高橋三郎ほか（監訳）：DSM-5 精神疾患の診断・統計マニュアル，医学書院，東京，2014
2) Miyoshi K et al：Management of psychiatric symptoms of Parkinson's disease. Eur Neurol **36**（Suppl 1）：49-58，1996
3) Schrag A et al：Depression rating scales in Parkinson's disease：critique and recom-

mendations. Mov Disord **22** : 1077-1092, 2007
4) Reijnders JS et al : A systematic review of prevalence studies of depression in Parkinson's disease. Mov Disord **23** : 183-189, 2008
5) Barone P et al : The PRIAMO study : a multicenter assessment of nonmotor symptoms and their impact on quality of life in Parkinson's disease. Mov Disord **24** : 1641-1649, 2009
6) Dobkin RD et al : Cognitive-behavioral therapy for depression in Parkinson's disease : a randomized, controlled trial. Am J Psychiatry **168** : 1066-1074, 2011
7) Wu PL et al : Effectiveness of physical activity on patients with depression and Parkinson's disease : a systematic review. PLoS One **12**（7）: e0181515, 2017

2 認知機能障害

B. 非運動症状の治療

ここが POINT！

- 進行期にはしばしば認められる重要な非運動症状である．
- 患者の日常生活動作（ADL），予後に関わるばかりでなく介護負担の大きい症状である．
- 薬物療法としては，コリンエステラーゼ阻害薬を用いる．

a パーキンソン病における認知機能障害

　James Parkinson の著書『An Essay on the Shaking Palsy』の中には，「... the senses and intellects being uninjured」とあり，パーキンソン病では認知機能は障害されないとされていた．しかし最近では，パーキンソン病における認知機能障害は進行期にはしばしば認められ，患者の ADL の障害のみならず介護者の負担という重要な問題を引き起こす症候と理解されている．パーキンソン病の経過中に認知症が現れる割合は，診断後 12 年で 60％，20 年で 83.5％に達するとされており，その有病率はシステマティックレビュー（12 の研究）では 24.5（17.4〜31.5）％，認知症に占める認知症を伴うパーキンソン病（Parkinson's disease with dementia：PDD）の割合は 3.6％，またパーキンソン病における認知症の発症率は，一般人口の 6 倍とされる．さらに PDD になると，ナーシングホーム入所のリスクが高くなる，その後の症状の進行が早くなる，介護者の負担が増加して患者・介護者の ADL が低下する，死亡のリスクが増加する，などの問題が起こってくる．

b PDDの診断

　2007年のMovement Disorder Society（MDS）の診断基準によると，①UK Brain bankの診断基準でパーキンソン病である，②認知症の発症前にパーキンソン病が進行している，③Mini-Mental State Examination（MMSE）が25点以下である，④認知機能障害により日常生活に支障をきたしている，⑤以下の4つのうち少なくとも2つ以上に障害がある，[1]月の名前を12月から逆にいう（英語），あるいは100から7を順に引いていく（MMSEの中にある），[2]言語流暢性課題（たとえば「か」で始まる名詞を1分間で可能な限りたくさん言ってください），あるいは時計描画テスト，[3]五角形の転写（MMSEの中にある），[4]3単語の再生（MMSEの中にある），[6]大うつ病がない，[7]せん妄がない，[8]診断をあいまいにする他の異常を認めない，のすべてがそろえばprobable PDDと診断する（図1）．さらに，認知機能障害のドメインとして，記憶，遂行機能（注意），言語，視空間認知機能のどのドメインにどれくらいの障害があるか，それぞれのテストバッテリーを用

		はい	いいえ
1	パーキンソン病である	□	□
2	認知症の発症以前にPDが進行	□	□
2	MMSE＜26	□	□
4	認知症が日常生活活動に大きな影響を与えている	□	□
5	認知機能低下がみられる	□	□
	（下記4種類の検査のうち2種類に異常があれば「はい」） 異常のある検査をチェック		
	□ 月の逆唱，または，100から7を繰り返し引く［注意力］		
	□ 語彙の流暢性，または，時計描写［遂行機能］		
	□ MMSEの五角形の転写［視覚的構成能力］		
	□ 3単語再生［記憶障害］		
6	大うつ病ではない	□	□
7	せん妄がない	□	□
8	他に診断をあいまいにするような異常がない	□	□
probable PDD（上記1～8がすべて「はい」）		□	□

図1 Movement Disorder Society Task Forceによるprobale PDD診断評価シート

［Dubois B et al：Mov Disord **16**：2314-2324, 2007[1]を参考に作成］

いて確認する．

近年，PD-MCI（Parkinson disease-mild cognitive impairment）という概念が提唱され，パーキンソン病の認知機能障害をより早期に捉えようと試みられている．2012年のMDSの診断基準によると，以下である．

> ①パーキンソン病である，②患者か情報提供者か，あるいは臨床医の観察により緩徐の認知機能低下が確認される，③神経心理学的検査か全般認知機能評価尺度のいずれかによる認知機能障害，④認知機能障害は個人の自立した生活に影響を与えるほどではないが，複雑な活動において軽度の困難さがみられてもよい．

PD-MCIからPDDへのコンバート率は，3年で27％，4年で62％，16年で91％などと報告されているが，一方PD-MCIから認知機能が正常なパーキンソン病への再コンバージョンも3年で9.4％と報告されている．

C PDDの治療

1）レヴィ小体病に伴う認知機能障害の薬物療法の臨床研究

現時点ではαシヌクレイン凝集物の沈着過程そのものに修飾を加える根本的治療法はなく，認知機能障害に対する治療は，対症療法である．PDDとレヴィ小体型認知症（dementia with Lewy bodies：DLB）はレヴィ小体病に認知機能障害を伴うことから，まとめてLewy body dementiaと呼ばれることがある．

PDDやDLBでは，アセチルコリン（ACh）の起始核である前脳基底部のマイネルト基底核や中隔核（図2）にαシヌクレイン陽性のレヴィ小体やレヴィ神経突起が出現し，神経細胞の変性・脱落がアルツハイマー病（AD）より強いこと，PETなどの検討により，大脳皮質のAChおよびその関連酵素などの濃度もADよりも低いことから，ACh系の障害はADよりも強いと考えられている．さらに，タクリン（コリンエステラーゼ阻害薬の一種）が著効しADと臨床診断された症例が，その後の剖検によりDLBであることが明らかにされたことなどにより，コリンエステラーゼ阻害薬がDLBやPDDにも使用されるようになり，その有用性が報告されている．

a．ドネペジル [PPDには適用外]

本邦で開発されたコリンエステラーゼ阻害薬である．Ravinaらは22例

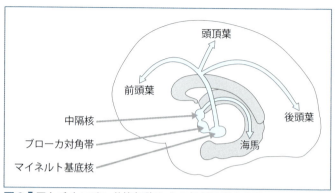

図2 アセチルコリン分泌細胞からの投射線維と標的
前脳基底部にある中隔核，ブローカ対角帯，マイネルト基底核のアセチルコリン分泌細胞は新皮質（前頭葉，頭頂葉，後頭葉），海馬に投射している．

のPDD患者にドネペジル5～10 mgとプラセボをクロスオーバーさせるランダム化二重盲検クロスオーバー比較試験（10週間ドネペジルを内服，その後6週間の休薬を経て10週間プラセボを内服．プラセボ-実薬群は逆）を行い，パーキンソニズムの悪化はなく，用量依存性に認知機能（MMSE）が改善したと報告している．ランダム化二重盲検プラセボ対照比較試験（550例，24週）ではプラセボと比較してドネペジル（5～10 mg/日）は用量依存的にADAS-cog（Alzheimer's Disease Assessment Scale-cognitive subscale）（5 mg p＝0.02，10 mg p＜0.01）に改善を示したが，ADLや行動には有意差がなかった．本邦で行われたDLBに対する多施設ランダム化二重盲検プラセボ対照試験では，ドネペジル3 mg，5 mg，10 mgは用量依存性に認知機能（MMSE），BPSDの指標であるNPI（Neuropsychiatric Inventry）の下位項目 NPI-2，NPI-10を改善した[3]．

b. リバスチグミン 適用外

120例のDLB患者にリバスチグミン6～12 mgとプラセボを割り付け，20週間投与したランダム化二重盲検プラセボ対照試験がある．リバスチグミン群で有意に認知機能（認知機能を評価するテストでの反応速度），特に注意力の改善効果が高かったこと，コリンエステラーゼ阻害薬の副作用である悪心，嘔吐，食思不振はリバスチグミン群で多かったが，受容できる範囲

であったとしている．また541例のPDD患者にリバスチグミン3〜12 mgとプラセボを割り付け24週間投与したランダム化二重盲検プラセボ対照試験では，リバスチグミン群で有意に認知機能［ADAS-cog, Alzheimer's Disease Cooperative Study-Clinical Global Impression of Change（ADCS-CGIC）など］の改善が得られたが，悪心，嘔吐，振戦はリバスチグミン群で有意に多かった．

c. ガランタミン 適用外

Edwardsらが50例のDLB患者にガランタミン8〜24 mgを24週間投与したオープン試験では，認知機能（ADAS）の有意な改善が得られたとしている．

前述のとおり，DLB患者では神経細胞や神経突起にαシヌクレイン陽性の凝集物が沈着しているが，さらに脳実質内にADで認められるAβ蛋白もさまざまな程度に沈着している．最近報告された興味深い報告によると，剖検で確認された24例のDLB患者で，生前コリンエステラーゼ阻害薬の投与を受けた12例の投与群と12例の非投与群で大脳皮質のAβ蛋白の沈着の程度を比較したところ，Aβ蛋白は投与群で有意に減少していた．

以上のように，コリンエステラーゼ阻害薬（リバスチグミン 適用外，ドネペジル，ガランタミン 適用外）はDLBの認知機能，BPSDを改善することが明らかになってきており，またAβ蛋白の沈着を減少させる可能性も示唆されている．本邦でも現在すべてのコリンエステラーゼ阻害薬がADに対して使用可能であるが，前述のようにドネペジルについては，DLBに対するランダム化二重盲検プラセボ対照試験の結果を受けて2014年9月に保健収載された．

一方，*N*-methyl *D*-aspartate（NMDA）受容体のアンタゴニストであるメマンチンについては，72例のPDDあるいはDLB患者にメマンチン20 mgとプラセボを割り付け24週間投与したランダム化二重盲検プラセボ対照試験がある．メマンチン群で有意にClinical Global Impression of Change（CGIC：患者，介護者にインタビューして採点する臨床的な改善度）の改善がみられたこと，副作用はコントロールと差がなかったことが報告されている．

ガ イドラインでは……

認知症が合併した場合の薬物治療は，
① L-ドパ中心の治療を考慮する．
② パーキンソン病の認知症に対しては，コリンエステラーゼ阻害薬（ドネペジル）を考慮する．
③ 抗コリン薬の中止を考慮する．
④ NMDA 受容体拮抗薬（メマンチン）を考慮する．

専 門家のコツ

　4つの研究のメタ解析（ドネペジル3，リバスチグミン1）によると，コリンエステラーゼ阻害薬はプラセボと比較して，一次エンドポイントでは MMSE は有意に改善，転倒は両群間でかわらず，振戦は有意に悪化，二次エンドポイントでは ADAS-cog, global assessment, 死亡は有意に改善し，unified Parkinson's disease rating scale（UPDRS）part Ⅲ は両群間に有意差はなかった[4]．さらに，ドネペジルについて DLB に対しエビデンスレベル Ⅱ の臨床研究が報告され，前述のとおり保険適用になっている．

2) PDD 治療の進め方

　PDD が疑われる場合は，本人と介護者の話をよく聞き，認知機能低下を生じうる他の原因を除外したうえで，神経心理学的検査を施行し診断する．次に，投与薬剤について詳しく確認する．PDD の多くは発症から 10 年以降の進行期に認められるが（高齢発症ではもっと早い），このころにはさまざまな運動合併症（症状の日内変動とジスキネジア）や非運動症状が明らかになってきている．

　症状の日内変動が起こると，L-ドパやドパミンアゴニストの増量，その他の抗パーキンソン病薬の追加などが行われる．またさまざまな非運動症状に対しては，それぞれの薬剤を使用することがある．さらに，一般内科的な

合併症に対していくつかの薬剤が投与されていることがある．これらの薬剤により，幻覚・妄想や認知機能障害が誘発されることがあり注意を要する．PDD 発症時あるいはその少し前に幻覚・妄想が出現していることが多く，PDD と診断した場合は，運動症状の悪化を起こさないように注意しながら，幻覚・妄想を誘発しやすい抗パーキンソン病薬を変更する．そのうえで，コリンエステラーゼ阻害薬を少量から開始し，さらに幻覚・妄想に対し抑肝散や少量の非定型抗精神病薬を使用することがある（幻覚や妄想などの治療は，「第 3 章-B-3．幻覚・妄想」を参照）．

3）生活上のアドバイス

本人あるいは介護者に以下のようなアドバイスを行う．

a. 規則正しい生活（起床，食事，服薬，就寝を規則正しくし，睡眠不足にしない）

規則正しい生活のリズムをつくることにより服薬もしっかりできる．日中に十分日光を浴び睡眠を確保することで，中途覚醒やその際の誤認妄想，レム睡眠行動障害をなるべく少なくすることができる．

b. 軽い運動，リハビリテーション

パーキンソン病では早期から運動を習慣づけることで，姿勢や動作を長期的によい状態に保つことができる．また，パーキンソン病患者は不安が強くネガティブ思考になりがちであるが，身体活動は，運動症状だけでなく，心理面にもよい影響がある．

c. 生活環境で見間違いや幻視につながりやすい要因の改善

視覚認知機能障害による物の見間違い（錯視）が起こりやすいので，部屋を薄暗くしない，見間違えたことがある物，間違えそうな物は身近におかない，などの工夫をする．

d. 転倒予防

パーキンソン病のすくみ足，小刻み歩行，後方突進現象と，PDD の視覚認知機能障害が重なることにより，転倒のリスクが増す．骨折による臥床状態，さらに廃用症候群にならないようにする．環境面では，階段・廊下・トイレなどに手すりを取り付ける，廊下や床に等間隔の色テープを取り付ける（視覚的な手がかりになる），足元を照らす照明を設置する，段差をなくすなどを考慮する．行動面としては，方向転換の際は急に曲がらず大回りする，立ち上がってすぐに歩かない（起立性低血圧を考慮）などを指導する．

e. 段取りの補助

PDD の認知機能障害の特徴は遂行機能障害であるため,日常生活での段取りがむずかしくなる.したがって,メモを活用する,介護者がヒントを与えるなどの補助を行い,自分でできることはなるべく長く続けてもらう.

処方例

症例:75歳,女性.63歳時に右手の振戦で発症した.
　プラミペキソール速放錠で治療を開始し,その後 L-ドパ・カルビドパ配合剤を追加した.70歳時にウェアリングオフが出現し,セレギリン,さらにエンタカポンを追加した.74歳時に小さな子供がみえるなどの幻視が出現し,抑肝散 5 g/日で軽快.このころから服薬管理ができず,食事の手順がうまくできなくなってきた.75歳時に MMSE 22 点,MDS の診断基準で PDD と診断した.この時点での処方は,L-ドパ・カルビドパ配合剤 400 mg/日,エンタカポン 400 mg/日,セレギリン 5 mg/日,プラミペキソール徐放錠 3 mg/日,抑肝散 5 g/日.
　その後以下のように次第に変更した.
・セレギリンを漸減中止,プラミペキソール徐放錠を 1.5 mg/日に減量,L-ドパ・カルビドパ配合剤,エンタカポンを漸増しそれぞれ 600 mg/日に,ドネペジルを 3 mg/日から開始し 5 mg/日へ,抑肝散 5 g/日.
　その結果,幻視は消失,服薬管理ができるようになり,MMSE が 26 点と改善した.

文　献

1) Dubois B et al : Diagnostic procedures for Parkinson's disease dementia : recommendations from the movement disorder society task force. Mov Disord **16** : 2314-2324, 2007
2) Litvan I et al : MDS Task Force on mild cognitive impairment in Parkinson's disease : critical review of PD-MCI. Mov Disord **26** : 1814-1824, 2011
3) Mori E et al : Donepezil for dementia with Lewy bodies : a randomized, placebo-controlled trial. Ann Neurol **72** : 41-52, 2012
4) Pagano G et al : Cholinesterase inhibitors for Parkinson's disease : a systematic review and meta-analysis. J Neurol Neurosurg Psychiatry **86** : 767-773, 2015

B. 非運動症状の治療

3 幻覚・妄想

ここが POINT!

- パーキンソン病の幻覚・妄想は加齢，中枢神経系の変性などの内因に薬剤因や促進因子（身体・心理・社会的要因）が加わって生じる．
- 幻視・錯覚・パレイドリアが多い．
- 抗パーキンソン病薬の調整，抗認知症薬の追加が基本である．改善しなければ抗精神病薬を用いる．

　パーキンソン病患者において，幻覚・妄想などの精神病状態が問題となるのは，うつや運動障害重症度とともに生活の質（QOL）障害の主要因となるからである．また，患者の死や，介護施設入所，認知症増悪を助長する[1]．一方，介護者にとっては易興奮と並ぶ主要なストレス要因となる．Kempsterら[2]によると若年発症のパーキンソン病では全経過が長く，高齢化とともに経過が短縮する．そして，いずれの場合も幻覚が出現するのは最終ステージの約5年間である．すなわち，幻覚が出現すると，引き続く5年間で易転倒となり，認知症が顕在化し，家庭での介護が困難となって施設入所となり，やがて死の転帰をたどることになる．

　Goetzら[3]は幻覚が経度で客観視できるパーキンソン病患者48例を3年以上経過観察したところ，81％は重症化し，幻覚が客観視できなくなると報告した（図1）．残り9例中7例も抗パーキンソン病薬の減量や，抗精神病薬を加える必要があった．すなわち，96％の患者で精神症状は静観できないほどに悪化した．幻覚は，たとえ軽症でもパーキンソン病が進行期に差しかかった先触れ徴候である可能性が示されている．

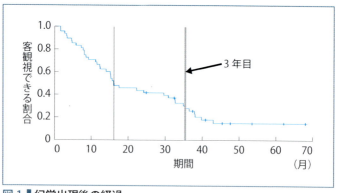

図1 ▌幻覚出現後の経過

幻覚が客観視できるパーキンソン病48例を3年以上経過観察したところ，81％は客観視できなくなった．残り9例中7例も抗パーキンソン病薬の減量や，抗精神病薬を加える必要があった．すなわち，96％が悪化した．

［Goetz CG et al：Arch Neurol **63**：713-716, 2006[3]）を参考に作成］

a 発現頻度

パーキンソン病患者の精神病状態は幻視が中心であり，運動症状進行，罹患期間延長とともに出現頻度が増える．また，精神病状態の重症化とともに幻聴や妄想の合併も増える．その頻度は，Fénelonら[4]）の調査では幻聴が20％未満，幻視が72％未満，全経過での出現頻度は幻覚が50％程度，妄想は5％程度である．また，剖検による診断確定例での幻覚の頻度を調べた報告によると，幻覚はパーキンソン病445例中221例（50％），レヴィ小体型認知症（DLB）44例中では32例（73％）であった．一方で，多系統萎縮症や進行性核上性麻痺などの患者では255例中18例（7％）と低頻度であり，パーキンソニズムを呈する疾患に幻覚が伴う場合，診断はパーキンソン病かDLBと考えられる[5]）．

b 症状

精神病状態の臨床症状であるが，錯覚，パレイドリア，幻視，幻聴，体感幻覚，妄想などが報告されている．具体的内容であるが，幻視では影のよう

な何者かが視界の外にある，いる，通り抜けるなどと訴えがみられる．明瞭にみえる場合には亡くなった，あるいは現存する親族，知人，見知らぬ者，子供，動物（イヌ，ネコ，サルなど），架空の生物，昆虫などの影ないし現実的姿，あるいは光，光跡，流水などを訴える．壁，天井のシミ，模様が別の意味ある物，人物にみえるパレイドリアや，みえないまでも，2階に悪意ある他人が潜んでいると感じる（実態的意識性）ことも多い．

　幻聴では会話，ベルの音，音楽，水の流れる音などが訴えられる．統合失調症のような非難する声や命令が聞こえる場合もある．夕方，夜に顕著となる例が多い．妄想には被害・関係妄想，操られると訴える作為体験，見張られていると訴える注察妄想，嫉妬妄想などがみられる．親族や介護者が偽物にすり替わっていると訴える誤認妄想（カプグラ症候群）はパーキンソン病，DLB でしばしば訴えられる．

　精神病状態の重症化に伴う症状の変化として軽症では錯覚，影や視界の外を何かが通り過ぎる感じ，進行すると客観視できる良性の幻覚，次いで意識障害を伴わない幻覚・妄想，さらに進行すると意識障害，幻覚を主徴とするせん妄状態を生じる．意識障害を伴わずとも，確固たる妄想のために拒絶，拒薬，興奮を生じる．最も治療的接近が困難となる例である．軽症でも幻覚を生じると，その後数年以内に，客観視できない重症な幻覚や認知症が進行するようになる（図 1）[3]．

c 危険因子

　精神病状態発現の危険因子には高齢，運動症状重症化，認知機能障害があげられる．抗パーキンソン病薬については，その追加・増量を機に精神病状態が出現・増悪するのをしばしば経験する．しかし，過半数の報告で有意な要因とはなっていない．脳波の徐波化，日中過眠，白内障などによる視力障害，レム睡眠行動障害なども危険因子に数えられる．

　運動障害や認知機能障害の進行と並行して出現することから，幻覚・妄想出現はパーキンソン病病理の進行，すなわち内因が主要因と考えられる．

1）内因

　パーキンソン病では中枢コリン系，ドパミン系，セロトニン系，ノルアド

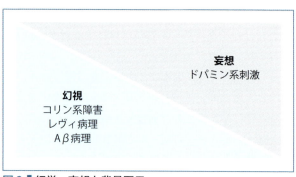

図2 幻覚・妄想と背景因子

レナリン系などの変性脱落やレヴィ小体の出現を伴う病理が進行する．これらは内因として幻覚・妄想発現の背景となると考えられる．加齢や，統合失調症などの精神病素因も内因に含まれる．

2）外因

　抗パーキンソン病薬その他の薬物は，外因として幻覚・妄想の出現を修飾しうる．オン時，オフ時別の幻覚出現頻度の検討報告では，オン時の幻覚・妄想出現が50％，オフ時の出現が25％，両状態での出現が25％とされ，薬効がある時間帯に出現することも，切れた時間帯に生じることもある．ジスキネジアは通常薬効が強いオン時に出現するが，幻覚・妄想はオフ時優位な出現もあるらしい．薬剤による幻覚・妄想の発現機序にはドパミン系を過剰刺激する場合と，コリン系を抑制する場合が考えられる．セロトニン5-HT$_{2A}$受容体，5-HT$_3$受容体の過剰刺激も幻覚・妄想を招く可能性がある（図2）．

3）促進因子

　発熱や脱水などの身体疾患，脳梗塞，痙攣発作などの脳病変，転居，入院などの環境変化，退職，配偶者の死などによる心理・社会的ストレスも精神病状態の発症を促す．これらは，内因，外因に対し，促進因子といえる．うつ状態や不安はストレス耐性を減じることで，発症促進因子となる．骨折やパーキンソン病症状コントロール不良による運動量低下，視力障害も中枢への感覚入力減少などを介して，促進因子となりうる．

d 治療（図3）

ガイドラインでは……

① 幻覚・妄想の病状，日常生活への影響を把握し，生活指導を行う．
② 身体疾患などの促進要因の是正を試みる．
③ 薬物追加後に発症，増悪した場合は追加薬をやめる．
④ 次いでL-ドパ以外の抗パーキンソン病薬を減量・中止する．
⑤ コリンエステラーゼ阻害薬の有効性が示されている．
⑥ 緊急の対応が必要な場合には，抗精神病薬を投与する．クエチアピンは抗幻覚・妄想作用が期待され，運動症状を悪化させにくい．

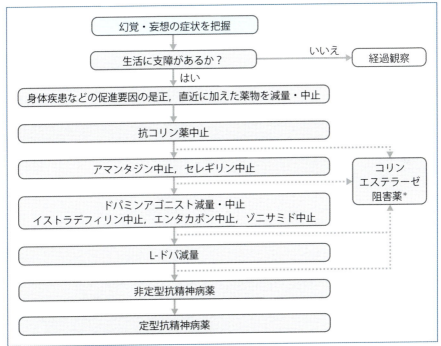

図3 ▍幻覚・妄想の治療アルゴリズム
＊：抗パーキンソン病薬減量と並行して使用を考慮する．
[日本神経学会（監修）：パーキンソン病診療ガイドライン2018, 医学書院, p.248, 2018より許諾を得て転載]

1）抗認知症薬

表1は抗認知症薬による二重盲検試験の結果を示している．現在利用可能な多くの薬物がパーキンソン病，DLBの認知機能を改善することが示されている．少数ながら精神症状改善の報告もある．特に，本邦で行われたDLB

表1 ■ パーキンソン病，DLBの精神症状への抗認知症薬の効果（二重盲検試験の結果）

薬物	報告者	n	観察期間（週）	認知機能障害	精神病症状	副作用
リバスチグミン	McKeith et al：Lancet, 2000	DLB120	20	認知機能改善	NPI 不変	悪心，眠気，UPDRS 不変
	Emre et al：N Engl J Med, 2004	PD541	24	ADAS-cog 改善	NPI 改善	悪心，振戦悪化
ドネペジル	Leroi et al：JNNP, 2004	PD16	18	DRS 改善	NPI 不変	UPDRS 不変
	Ravina et al：JNNP, 2005	PD22	10	ADAS-cog 改善	BPRS 不変	精神症状，激越の悪化
	Mori et al：Ann Neurol, 2012	DLB140	12	MMSE 改善，CIBIC 改善	NPI 改善	UPDRS 不変
	Dubois et al：Mov Disord, 2012	PD（550）	24	ADAS-cog, CIBIC：10 mg で改善，MMSE：5, 10 mg で改善	NPI 不変	UPDRS 不変
ガランタミン	Grace et al：JNNP, 2009	PD26	26	改善なし	NPI 不変	消化器症状，運動症状不変
メマンチン	Leroi et al：Mov Disord, 2009	PD11	22	MMSE 不変，DRS 改善	NPI 不変	UPDRS 不変
	Aarsland et al：Lancet Neurol, 2009	PD17, DLB17	24	CGI 改善	NPI 不変	UPDRS 不変
	Emre et al：Lancet Neurol, 2010	PD34, DLB62	24	MMSE 改善，CGI 改善	NPI は DLB 患者で有意に改善	UPDRS 不変

副作用：消化器症状，パーキンソニズム悪化（運動，姿勢，嚥下，振戦），眠気，易興奮，幻覚悪化，悪性症候群．
PD：パーキンソン病，ADAS-cog：Alzheimer's Disease Assessment Scale-cognitive subscale），NPI：Neuropsychiatry Inventry，UPDRS：United Parkinson's Disease Rating Scale，BPRS：Brief Psychiatric Rating Scale，MMSE：Mini-Mental State Examination，CIBIC：Clinician's Interview-Based Impression of Change，DRS：Delirium Rating Scale，CGI：clinical global impression

へのドネペジル 10 mg 投与は認知機能障害，精神病症状ともに有意な改善を示した．副作用として悪心などの消化器症状のほか，精神症状の悪化，振戦などパーキンソニズムの悪化を生じることがあり，注意が必要である．投与開始時点には運動症状の悪化がなくとも長期使用中に悪化を生じることもあるため，疑われた場合には断薬し，薬剤誘発の可能性を検討する．

2) 抗精神病薬

妄想は通常，幻覚と比べてより難治であり，ガイドラインに沿った減薬に加え，抗精神病薬使用が必要になることも多い．抗パーキンソン病薬減量による運動障害，QOL の悪化を防ぐため，L-ドパの増量を考慮する．なお，うつ，不安の改善や抗パーキンソン病薬増量による運動症状の改善が幻覚改善に結びつくこともある．

抗精神病薬の選択であるが，American Academy of Neurology のレビューでは，クロザピンの効果を Level B，クエチアピンの効果を Level C で有効としている．オランザピンは運動症状を悪化させることもあり，症例を選んでの使用が求められている．クロザピンは 1％に無顆粒球症を生じ，血液像の頻回チェックが必要であるため使いにくい．一般臨床ではクエチアピンが勧められる．しかし，効果の乏しい例，過鎮静を生じる例がある．また，糖尿病合併患者には禁忌である．

専門家のコツ

オランザピンやリスペリドンなどの抗精神病効果はクエチアピンに勝るが，パーキンソニズムを悪化させやすい．アリピプラゾールも抗幻覚・妄想作用はクエチアピンに優るが，しばしばパーキンソニズムが悪化する．

妄想に駆られて治療を拒否したり，自傷他害の恐れがあり，緊急の対応が求められる場合にハロペリドールの注射剤で速やかな鎮静が期待できる．必ずパーキンソニズムが悪化し，悪性症候群を招くこともある．症状が落ち着いたら速やかに非定型抗精神病薬に置き換える．米国の専門家はパーキンソン病の幻覚・妄想にクエチアピンを選択することが多い（図 4）[7]．現在利用できる抗精神病薬の中では本薬剤が幻覚・妄想に対す

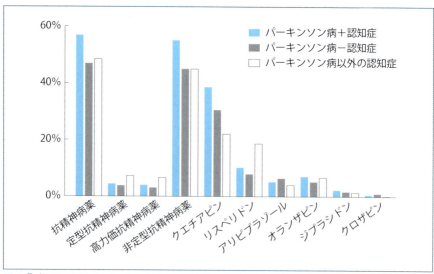

図4 ■ 米国におけるパーキンソン病精神病への抗精神病薬選択

精神症状を伴うパーキンソン病患者 2,597 名とパーキンソン病ではない認知症で精神症状を伴う患者 6,907 名を比較した.
高力価抗精神病薬：フルフェナジン，ハロペリドール，パーフェナジン，トリフロペラジン，チオキキセン

[Weintraub D et al : Arch Neurol **68** : 899-904, 2011[7)]を参考に作成]

る第一選択薬と考えられる.

　漢方薬である抑肝散の DLB 幻覚改善効果が報告されている．また，非薬物療法として電撃痙攣療法の有効性が報告されている．

　パーキンソン病患者では幻覚・妄想出現の背景として，症例ごとに複数の要因がさまざまな比率で関与し合っていると思われる．合併する骨折や肺炎など身体合併症への治療も並行してなされる必要がある．抗精神病薬への反応には個人差が大きく，さらに幻覚・妄想への治療とパーキンソン病運動症状への治療効果は一方が他方を悪化させるなど，しばしば相反する．身体状況，幻覚・妄想症状や抗パーキンソン病薬の種類，発現のタイミング，認知障害の進行度など，背景要因の十分な把握と使用抗精神病薬への理解が，より的確な治療に重要である．

> **処方例**
>
> 症例①：軽症な幻視
>   発症8年目，68歳，女性．Hoehn & Yahr 重症度分類 II度．Mini-Mental State Examination（MMSE）28点で，認知症はない．L-ドパ・カルビドパ配合（メネシット®）[100 mg] 3錠/日，アマンタジン（シンメトレル®）[50 mg] 3錠/日，分3，毎食後とプラミペキソール（ミラペックス®）[LA錠1.5 mg]，1錠/日，分1，夕食後を投与中であった．最近，背後を何か黒い影が通り過ぎる，夜になるとベッドの下にネズミが走り込むのがみえる，ご飯の上に虫がいるなどと訴えて怯えるようになった．幻視と考え，シンメトレル®を中止したが改善しない．幻視を消したい．
>   シンメトレル®の次にドパミンアゴニストの減量が勧められる．そこで，ミラペックス®をやめたところ幻覚は消えた．しかし運動障害が悪化し，ウェアリングオフが出現した．これに対してメネシット®を4.5錠/日，3分服に増量したが，ウェアリングオフは残存した．
>   メネシット®[100 mg] 4.5錠/日，分3，毎食後，ロチゴチン[パッチ9 mg] 1枚貼付でウェアリングオフ消失，幻覚も消失したままとなった．
>
> 症例②：重症なパーキンソン病精神病
>   発症12年目，78歳，男性．Hoehn & Yahr 重症度分類 III度．MMSEは26点である．メネシット®[100 mg] 4.5錠/日，セレギリン（エフピー®）[OD錠2.5 mg] 3錠/日，分3，毎食後，ロチゴチン[パッチ13.5 mg] 貼付を使用してコントロールしていた．最近，足音がする，影がみえる，妻のところに若い男が忍び込んでくると訴えるようになった．某日夕方，「そこに男がいる」と訴えて興奮状態となり，妻を攻撃し，警察に電話する事態となった．このため翌日家人があわてて来院．治療はどうするべきか．
>   緊急の鎮静化が必要と考え，入院のうえ，エフピー®，ロチゴチンをやめ，ハロペリドール（セレネース®）[5 mg] を静脈内投与した．
>   翌朝には興奮はおさまり，幻覚・妄想の訴えも消えた．このため，メネシット®4.5錠/日にリスペリドン（リスパダール®）[1 mg] 1錠/日を追加して経過をみた．1週間経過しても幻覚・妄想は再燃しなかったが，振戦をはじめとする運動障害の悪化がみられた．そこでリスパダール®をやめ，クエチアピン（セロクエル®）[25 mg] 2錠/日，眠前に変更した．また，運動障害改善目的でゾニサミド（トレリーフ®）[25 mg] 1錠/日を追加した．これらにより，Hoehn & Yahr 重症度分類 III度で幻覚・妄想のない状態となった．

文献

1) Goetz CG et al : Mortality and hallucinations in nursing home patients with advanced Parkinson's disease. Neurology **45** : 669-671, 1995
2) Kempster et al : Relationships between age and late progression of Parkinson's disease : a clinico-pathological study. Brain **133** : 1755-1762, 2010
3) Goetz CG et al : The malignant course of "benign hallucinations" in Parkinson disease. Arch Neurol **63** : 713-716, 2006

4) Fénelon G et al : Epidemiology of psychosis in Parkinson's disease. J Neurol Sci **289** : 12-17, 2010
5) Williams DR et al : Visual hallucinations in the diagnosis of idiopathic Parkinson's disease : a retrospective autopsy study. Lancet Neurol **4** : 605-610, 2005
6) 日本神経学会（監修）：パーキンソン病診療ガイドライン 2018，医学書院，東京，2018
7) Weintraub D et al : Patterns and trends in antipsychotic prescribing for Parkinson disease psychosis. Arch Neurol **68** : 899-904, 2011

B. 非運動症状の治療

4 睡眠障害

ここがPOINT!

- 入眠障害・中途覚醒などの障害に応じて，睡眠導入薬を半減期の短いもの，中等度のものなど使い分ける．
- 中途覚醒は就寝中の運動障害，頻尿，レム睡眠行動障害（REM sleep behavior disorder：RBD）[1]などで生じることがあり，徐放性ドパミンアゴニストや頻尿治療薬が有効なこともある．
- 日中過眠は病態進行と抗パーキンソン病薬が関与する．非麦角系ドパミンアゴニストの変更・中止から考慮する．

パーキンソン病患者のほぼ全例に経過中睡眠障害が出現する．不眠，中途覚醒からなる狭義の「睡眠障害」と，昼間でも不適切に寝てしまう「覚醒障害」とがあり，その頻度は夜間の睡眠障害が60～98％，覚醒障害（日中過眠）は30～40％である．図1に覚醒機構を構成する中枢神経系を示した[1]．パーキンソン病で変性，脱落するドパミン，セロトニン，ノルアドレナリン，アセチルコリンニューロンなどは，いずれもこの系に関与している．このうち，セロトニンニューロンは徐波睡眠，アセチルコリンやノルアドレナリンニューロンはレム睡眠，ドパミンニューロンは睡眠-覚醒サイクルに関与すると考えられている．

▶用語解説

[1] レム睡眠行動障害
夢の内容と同じ行動をしてしまう病気．寝言，寝ぼけや荒々しい体動がある．覚醒させると正常に戻り，夢をみていた自覚もある．

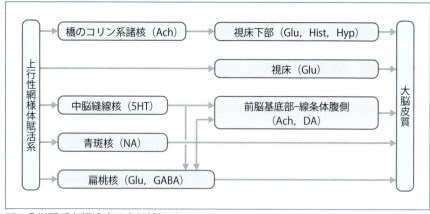

図1 ▍覚醒系を構成する中枢神経系

Ach：アセチルコリン系，Glu：グルタミン酸系，Hist：ヒスタミン系，Hyp：ヒポクレチン系，5-HT：セロトニン系，DA：ドパミン系，NA：ノルアドレナリン系，GABA：GABA系

[Moore RY et al：Arch Ital Biol **139**：195-205, 2001[1)]を参考に作成]

睡眠障害

a 病態

　狭義の睡眠障害には，入眠障害，中途覚醒，早朝覚醒，熟眠障害がある．パーキンソン病では睡眠維持機構が障害されて睡眠が分断化され，深い眠りやレム睡眠が障害される．これに加え，夜間頻尿や就寝中のパーキンソン病症状悪化，疼痛，薬物の影響などが加わって中途覚醒が増える．また，RBD，下肢静止不能症候群［レストレスレッグス症候群（restless legs syndrome：RLS）[2]］，周期性四肢運動障害（periodic limb movement disorder：PLMD），睡眠時無呼吸症候群などの合併も高頻度に生じ，睡眠を障害する．メカニズム別に分類すると，①パーキンソン病の病態に関連した睡眠構造の障害による睡眠障害，②パーキンソン病の運動，感覚，自律神経障害などに関連した

▶用語解説

[2] **レストレスレッグス症候群**
むずむず脚症候群，下肢静止不能症候群とも呼ぶ．入眠時に足にかゆみや痛みなどの不快感を生じ，無性に足を動かしたくなりじっとできないといった症状がある．動くと症状が改善する．

不眠，③精神症状（幻視，妄想，うつ，夜間せん妄），④ RBD，⑤薬剤性［抗パーキンソン病薬，抗コリン作用薬（頻尿治療薬や三環系抗うつ薬を含む］，⑥睡眠時無呼吸症候群，RLS，PLMD の合併などさまざまである．

①の病態については，ポリソムノグラフィーを用いたパーキンソン病患者の睡眠研究で，パーキンソン病罹患期間の延長とともに睡眠潜時が延長し，総睡眠時間，深睡眠時間，レム睡眠時間が減少し，睡眠効率が低下する．②，③のパーキンソン病症状由来の睡眠障害には，夜間の無動や疼痛，頻尿，うつ，せん妄などによる睡眠障害が含まれる．

b 治療（図2）

ガイドラインでは……

有効な治療には，これら睡眠障害の背景を把握し，睡眠導入薬，頻尿改善薬，抗パーキンソン病薬などの背景を洞察したうえでの適切な対応が求められる．「パーキンソン病治療ガイドライン 2011」[2] にまとめられた治療アルゴリズムを図2に示す．「パーキンソン病診療ガイドライン 2018」では，不眠に対してエスゾピクロン，抗パーキンソン病薬としてはロチゴチン L-ドパ徐放製剤を考慮してよいと報告している．不眠，中途覚醒には睡眠導入薬も有用であるが，薬効が翌日に残存して過鎮静になったり中途覚醒時にふらつくなどの副作用を生じる．予防には短時間作用型の睡眠導入剤が有用であるが，超短時間作用薬では逆にせん妄や夢中遊行を生じやすくなる．夜間の運動障害や頻尿は中途覚醒の大きな原因となる．運動障害改善にはロチゴチンなど徐放性のドパミンアゴニストを試みる．夜間頻尿には，膀胱選択性の高い抗コリン薬の効果が期待できる．ノルアドレナリン β_3 受容体作動薬のミラベグロンも同じ目的で使用できる．α_1 受容体遮断薬のウラピジル，タムスロシン，ナフトピジル，シロドシンには尿道拡張作用があり，排尿障害を改善し，残尿を少なくすることで頻尿改善が期待できる．保険適用上，女性に使えるのはウラピジルのみである．血圧低下に注意する必要がある．

1）RBD

RBD はレム睡眠中に筋肉が弛緩せず，夢でみたことをそのまま叫んだり，荒々しい，怪我をするような体動を生じる異常で，パーキンソン病患者の 15〜50％に合併する．しばしば運動症状発現前から出現する．熟眠障害の

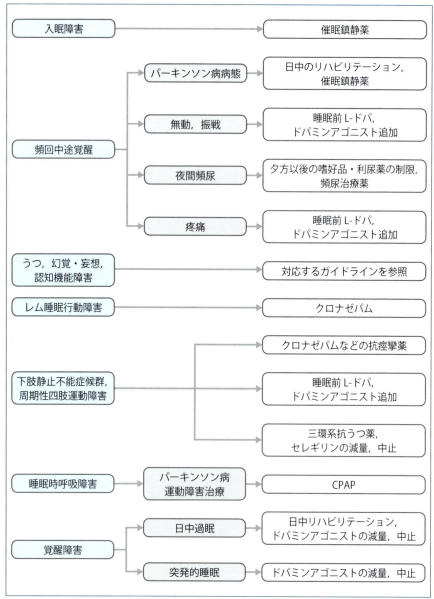

図2 ■ 睡眠障害治療のアルゴリズム

CPAP：continuous positive airway pressure
〔日本神経学会（監修）：パーキンソン病治療ガイドライン2011, 医学書院, 2011[2)]を参考に作成〕

みならず，日中過眠の原因ともなる．また，ベッドパートナーの安眠を障害し，患者夫婦が寝室を別にする一因となる．治療にはクロナゼパム，リバスチグミン，メマンチンを考慮してよいが，いずれも保険適用外である．海外ではメラトニンも利用される．

専門家のコツ

本邦ではクロナゼパムのほかにメラトニン受容体作動薬のラメルテオンが利用でき，有効例がある．L-ドパ，ドパミンアゴニスト，ドネペジルなどの有効例も報告されるが，一定した結論にはなっていない．

2）RLS

RLS は，夕方から夜中にかけて増悪する下肢中心のむずむず，ジンジンした耐えがたい異常感覚や熱感，ほてり感と，下肢を動かしたいという強い衝動，そして，実際に動かすと異常感覚が軽減することを特徴とする．末梢神経障害や透析患者でみられるが，パーキンソン病でも合併頻度が高い．治療にはクロナゼパムが有効であるが，L-ドパ，ドパミンアゴニストや，ガバペンチンやそのプロドラッグのガバペンチン エナカルビルなどの抗てんかん薬も奏効する．

3）PLMD

PLMD は睡眠中に足関節の背屈など，下肢屈曲を常同的に反復する周期性四肢運動異常（PLMS）により，睡眠が分断される障害である．RLS と合併することが多い．治療も RLS に準じた治療的対応が有効である．

　一般的睡眠衛生問題として睡眠環境は適温で静かに保つ．就寝前のコーヒー，タバコなどの刺激物，夜食は避ける．日中の十分な活動も重要であり，昼寝は 20〜30 分程度に限る．

> **処方例**
>
> 症例①：入眠障害
> 73歳，男性．入眠困難となった．
> ・ブロチゾラム（レンドルミン®）[0.25 mg] 1錠/日，分1，眠前投与
>
> 症例②：中途覚醒．
> 68歳，女性．睡眠中何度も目が醒めるようになった．醒めるとトイレにいくが，動きにくい．中途覚醒と覚醒時の歩行障害をなんとかしてほしい．
> ・プラミペキソール（ビ・シフロール®）[0.5 mg] 3錠/日，分3，毎食後をプラミペキソール（ミラペックス®）[LA錠 1.5 mg] 1錠/日，分1，夕食後に変更（この処方のみで中途覚醒が消えた）．
>
> 症例③：RBD
> 発症から8年目，75歳，男性．Hoehn & Yahr 重症度分類 Ⅱ度である．最近寝言の声が大きくなり，寝ぼけてもがくことが増えた．また，日中眠気が強く，デイサービスにいっても他の患者と交流できない．妻はぼけたのではないかと心配するが，Mini-Mental State Examination（MMSE）は26点で，境界域の低下である．RBD症状はコントロール可能か．
> ・クロナゼパム（ランドセン®）[0.5 mg] 1錠/日，分1，眠前投与により，就寝中の叫び，寝ぼけは消失した．

覚醒障害

パーキンソン病に関連して生じる覚醒障害には，日中の過眠と予兆なく寝てしまう突発的睡眠とがある．

a 日中過眠

日中過眠は高齢，症状重症化，認知機能障害，男性，日中の低活動，抗パーキンソン病薬，特にドパミンアゴニストが主要な危険因子である[3]．背景にはパーキンソン病病態による睡眠-覚醒機構の障害，運動症状，RBD，夜間頻尿，睡眠時無呼吸症候群などによる夜間の睡眠障害，抗パーキンソン病薬など薬物による影響，加齢による中枢神経機能の劣化などが考えられる．男性に多い．薬物ではL-ドパ，ドパミンアゴニスト，睡眠薬，抗不安薬，抗精神病薬，抗うつ薬，抗ヒスタミン薬などが原因となりうる．日中過眠は，しばしば運動症状発現以前から出現し[4]，加療開始で増加，運動症

の重症化，罹患期間の延長とともにさらに高頻度となる．日中過眠はまた，睡眠発作ないし突発的睡眠とも関連し，意欲減退や交通事故誘発など，患者の生活の質（QOL）を損なう．

b 突発的睡眠

突発的睡眠は，予兆なく寝入ってしまう状態をいう．通常は刺激がなくとも 2〜5 分で目覚める．抗パーキンソン病薬による突発的睡眠は 1999 年，ドパミンアゴニスト投与中の患者のうち 8 例が運転中の突発的睡眠により交通事故を起こしたことが報告され[5]，抗パーキンソン病薬による覚醒障害が注目される端緒となった．

c 抗パーキンソン病薬による影響

抗パーキンソン病薬が睡眠に及ぼす影響であるが，薬物の使用量，種類が多いほど日中過眠を生じやすい．抗コリン薬はレム潜時を延長，レム睡眠を減少させて夜間の睡眠を障害し，日中は鎮静効果を示す．L-ドパもレム潜時を延長，レム睡眠を減少させる可能性がある．ドパミンアゴニストは睡眠潜時を短縮させ，stage I 睡眠と覚醒を増加させる．『Cochrane Database of Systematic Reviews』[6] によると，麦角系よりも非麦角系ドパミンアゴニストのほうが有意に日中過眠を増加させる．このため，非麦角系ドパミンアゴニスト処方時には自動車運転や危険作業に従事しないよう説明することが求められている．突発的睡眠と抗パーキンソン病薬との関係であるが，非投薬例と比べ，L-ドパ単独服用者で発症頻度が高く，ドパミンアゴニスト単独服用はより高率，両者併用でさらに高頻度となる（図 3）[3]．

日中過眠の検出は患者への問診による．しかし，過眠を自覚していない患者もまれでなく，家人や介護者からの情報が必須である．過眠の評価スケールには Epworth Sleepiness Scale（ESS）が用いられる．Paus ら[3] は ESS 10 点以上で 75％，10 点未満では 18％に突発的睡眠を生じ，日中過眠を呈するパーキンソン病患者で突発的睡眠を生じやすいことを指摘した．一方で，眠気を自覚しない患者でも突発的睡眠を生じうることが示されている．

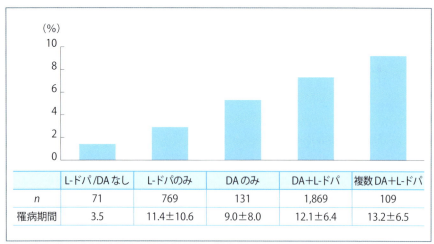

図3 ┃ ドパミン補充療法薬と突発的睡眠の頻度
DA：ドパミンアゴニスト．

[Paus S et al：Mov Disord **18**：659-667, 2003[3)] を参考に作成]

d 治療

　治療には，夜間不眠の改善，ドパミンアゴニストの減量，変更，中止，および抗不安薬，睡眠導入薬など過眠を生じうる補助薬の見直しを考慮する．
　覚醒度を高める薬物療法として，International Parkinson and Movement Disorder Society はモダフィニルの有効性を検討した．モダフィニル[適用外]は覚醒作用を有するナルコレプシー治療薬であり，小規模ながら二重盲検で行われた3つの臨床試験の結果は1件が有意な改善，他の2件は有意な改善なしと結論された．本邦ではパーキンソン病過眠への保険適用はない．カフェインは日中の覚醒度を上げるが，夜間不眠を悪化させやすい問題があり，高齢者では勧められない．アマンタジンやセレギリンにも改善の報告があるが，悪化させる可能性もある．視床下核の深部電極刺激で睡眠全般，日中過眠の改善が報告されている．運動障害改善による夜間の睡眠障害改善，ドパミン補充薬減量などが背景に考えられる．
　日中の覚醒度を良好に保つ観点から，デイサービスに通ったり，趣味のサークルに参加するなどして身体，知的活動を刺激することも重要である．

> **処方例**
>
> 症例①:覚醒障害.発症15年目,66歳,女性.
> L-ドパ・カルビドパ配合(メネシット®)[100 mg] 5錠/日,分5を朝,10時,昼,15時,夕食後に分割投与している.ウェアリングオフがあり,Hoehn & Yahr重症度分類はオン時Ⅱ度,オフ時Ⅳ度である.オフ時に動きにくいため徐放性ドパミンアゴニストを投与したが,日中の眠気が強くなるため処方の継続が困難であった.オフ症状も過眠も解決したい.
>
> - プラミペキソール(ミラペックス®)[LA錠1.5 mg] 1錠/日を中止したところ,眠気は消えたがウェアリングオフが悪化した.そこで,眠気がより軽い他の徐放性ドパミンアゴニスト,ないし非ドパミン系薬物への変更を考慮した.
> - ロチゴチン[パッチ9 mg] 1枚を貼付したところ,軽度の眠気は生じるが,オフも軽減した.ロチゴチン[パッチ13.5 mg]に増量したところ,過眠が悪化した.そこで,9 mgに減量し,かわってイストラデフィリン(ノウリアスト®)[20 mg] 2錠/日,分1,朝食後に追加投与した.これにより眠気なく,ウェアリングオフも許容範囲内となった.

文献

1) Moore RY et al : The hypocretin neuron system : an arousal system in the human brain. Arch Ital Biol **139** : 195-205, 2001
2) 日本神経学会(監修):パーキンソン病治療ガイドライン2011,医学書院,東京,2011
3) Paus S et al : Sleep attacks, daytime sleepiness, and dopamine agonists in Parkinson's disease. Mov Disord **18** : 659-667, 2003
4) Abbott RD et al : Excessive daytime sleepiness and subsequent development of Parkinson disease. Neurology **65** : 1442-1446, 2005
5) Frucht S et al : Falling asleep at the wheel : motor vehicle mishaps in persons taking pramipexole and ropinirole. Neurology **52** : 1908-1910, 1999
6) Stowe RL et al : Dopamine agonist therapy in early Parkinson's disease. Cochrane Database Syst Rev **16** : CD006564, 2008

B. 非運動症状の治療

5 自律神経症状

> **ここが POINT!**
> - 中枢神経のみならず末梢自律神経系にも広範囲にレヴィ小体がみられることより，パーキンソン病は全身病と考えられる．
> - 心・血管系，泌尿器系，胃・消化管，発汗・皮膚血管運動，性機能などにさまざまな程度の障害がみられる．
> - 一つ一つの症状に対し，非薬物療法と薬物療法を組み合わせて治療する．

　パーキンソン病では脳，脊髄などの中枢神経系の自律神経系や心臓，腸管，膀胱，皮膚などの諸臓器を支配する末梢自律神経系の神経細胞や神経突起にも広汎にレヴィ小体やレヴィ神経突起が蓄積することが明らかになっており，このためにさまざまな自律神経症状や自律神経機能検査の異常が起こる．このようなことより，「パーキンソン病は全身病である」と考えられている（図1)[1]．表1は各種自律神経障害の出現頻度であるが，さまざまな自律神経症状が，Hoehn & Yahr 重症度分類Ⅰ，Ⅱ度の早期から，高頻度に認められている[2]．以下，心・血管系，泌尿器系，胃・消化管，発汗・皮膚血管運動，性機能の自律神経障害に伴う症状とその病態生理，検査法，治療法について解説する．

起立性低血圧

　起立時に血圧が低下する状態で，起立後3分以内に少なくとも収縮期 20 mmHg 以上，または拡張期 10 mmHg 以上の低下を示す場合と定義されている．

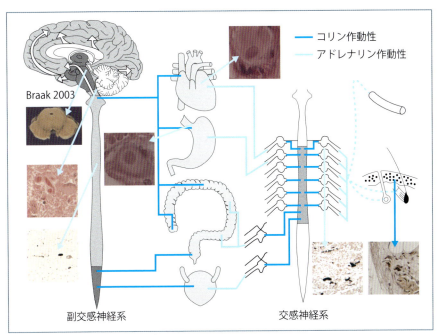

図1 ■ パーキンソン病は全身病である

パーキンソン病では，脳・脊髄の自律神経系のみならず心・血管，腸管，膀胱，皮膚などを支配する末梢自律神経系にもレヴィ小体やレヴィ神経突起が認められる．

[織茂智之：認知症医療，木ノ下徹（編），中山書店，p.39 図2，2014[1]) より許諾を得て転載]

表1 ■ 各種自律神経障害の出現頻度（%）

		H-Y I & II (n=217)	H-Y III (n=110)	H-Y IV & V (n=82)	計 (n=420)
心血管系	起立性低血圧（起立時のめまい感）	56	51	67	56
	失神	2	3	7	4
泌尿器系	尿失禁	43	52	70	51
	頻尿	89	91	92	90
	夜間頻尿	82	92	95	87
胃・消化管	便秘	43	46	71	50
	腹部膨満感	44	56	63	51
発汗	日中多汗	42	48	54	46
	睡眠中多汗	50	56	62	55
性機能	勃起障害	53	56	71	55

H-Y：Hoehn & Yahr 重症度分類．

[Verbaan D et al：Neurology **69**：333-341, 2007[2]) を参考に作成]

a 症状

めまい，立ちくらみ，頭重感，ボーッとする，疲労感，四肢の脱力感などで，程度が強くなると失神を起こし，転倒による骨折や頭部外傷につながることがある．パーキンソン病における起立性低血圧（orthostatic hypotension：OH）の頻度は平均41%，メタ解析によると30.1%である．増悪因子としては，脱水，水分不足，種々の薬剤（抗パーキンソン病薬としてL-ドパやドパミンアゴニスト，セレギリンなど）である．時に降圧薬が投与されていることがあり注意を要する．

b 病態生理

ヒトが直立すると500～700 mLの血液が胸腔内から下肢や腹部臓器に移動・貯留し，心臓への還流血液量が約30%減少し心拍出量が減少する．この急激な循環動態の変化に対して，神経性（圧受容器反射：頸動脈洞，大動脈弓），液性の調整機構が賦活化され血圧を維持しようとするが，これらの調整機構のどこかに障害が生じるとOHが起こる．

c 検査法

被験者自身の足で起立する能動的起立試験（シェロング試験）と，ティルトテーブルなどを用いて他動的に起立負荷を加えるヘッドアップティルト試験がある．試験前には5～10分の安静臥位とし，能動的起立試験では臥位後に起立してもらい，起立前と起立後3～5分間，1分ごとに血圧を測定する．ヘッドアップティルト試験では30秒で0～70°（または60°）までティルトテーブルを起こし，この間，自動血圧計で1分ごとに血圧を測定する．OH陽性率は，シェロング試験よりもヘッドアップティルト試験のほうが高い．

d 治療[3)]

1) 生活指導

低血圧を起こしやすい要因,すなわち,脱水,高温環境下,過度の緊張,便秘,排尿困難時のいきみなどを排除し,急に立ち上がらないように指導する.立ち上がる時はなるべくゆっくりとした動作で,血管が収縮するための時間をとるようにする.また降圧薬が投与されていることもあるので確認する.

2) 運動療法

OH を有する患者では,臥位により高血圧になることがある(臥位高血圧).夜間の頭部挙上は臥位高血圧を予防するだけでなく,抗利尿ホルモン分泌を促し循環血漿量を増加させる効果もある.下肢に弾性包帯,弾力靴下やストッキング(大腿部から腰までのものが推奨される)を使用し,下半身に血液貯留が生じないようにする.起立耐性を高めるための起立訓練や,臥位での下肢挙上などの等尺・等張性の運動療法は,交感神経系賦活作用だけでなく,下肢での慢性的な静脈うっ滞を防ぐことができる.

3) 食事療法

高血圧や心臓病を合併していない場合には,十分な塩分(目安は 10 g/日),水分を摂取させる.カフェイン摂取はアデノシン受容体拮抗作用により血管拡張を抑制するといわれている.高蛋白食も血管内浸透圧を高め循環血漿量維持に貢献する.

4) 薬物療法

OH で使用する薬剤の特徴を記す.

a. 交感神経刺激薬

①ミドドリン(2〜8 mg/日,分 2):$α_1$ 受容体を介して抵抗血管である細動脈と容量血管である静脈に作用し血管を収縮させることで循環血漿量を相対的に増やす.半減期(T1/2)は 1 時間で最高血中濃度到達時間(Tmax)は 1.1 時間.

②ドロキシドパ(300〜900 mg/日,分 3):ノルアドレナリンの前駆物質で,ノルアドレナリンに変換することによって交感神経機能を直接的に改善させる.T1/2 は 1.5 時間で Tmax は 2 時間.

③アメジニウム(20 mg/日,分 2):神経終末においてノルアドレナリン

の再吸収阻害とアドレナリン不活性化の抑制作用により末梢血管抵抗を増加させる．T1／2 は 13.6 時間で Tmax は 2.7 時間．

④ジヒドロエルゴタミン（3〜6 mg/日，分 3）：α刺激薬として静脈血管を直接収縮させると同時に脳循環自動調節能の改善作用がある．

b．血管拡張抑制

①プロプラノロール[適用外]（30〜60 mg/日，分 3）：βブロッカーであるが，OH における末梢での異常な血管拡張に対して抑制的に働く．したがって，βブロッカーは神経調節性失神だけでなく，臥位高血圧を合併した OH にも有効である．

c．血漿増量薬

①フルドロコルチゾン[適用外]（0.1〜0.3 mg/日，分 1）：短期的にはナトリウム貯留により循環血漿量を増加させ，長期的にはノルアドレナリン感受性を高め血管伸展に対する抵抗を増加させる．副作用として臥位高血圧，浮腫，低カリウム血症，心不全などがある（保険適用外）．

> **ガ**イドラインでは……
>
> ①薬物療法を開始する前に，患者と家族への日常生活指導を行う．
> ②抗パーキンソン病薬を含め，OH に影響しうる内服中の薬剤の見直しを考慮する．
> ③薬物療法として，ドロキシドパ，ミドドリン，フルドロコルチゾンなどによる治療を考慮する．

> **専**門家のコツ
>
> 　実臨床では，ドロキシドパ，ミドドリン，アメジニウムを単独あるいは併用する．治療抵抗性の場合にはさらにフルドロコルチゾンを少量から投与するが，副作用で中止せざるをえないことがある．
> 　最近，ピリドスチグミン[適用外]（60〜120 mg／日，分 2〜3）を OH の治療に使用することがある．2006 年に Singer らは，ピリドスチグミンは臥

位高血圧を起こすことなく OH に有効であること報告しており[4]，最近，本邦の臨床研究でもその有用性についての報告が散見される．作用機序については必ずしも明らかになっていないが，交感神経節前線維と節後線維の神経伝達物質であるアセチルコリンの伝達を促進するものと推定されている．今後多施設研究などのエビデンスレベルの高い臨床研究を行う必要がある．

> **処方例**
> 症例：76歳，男性．OH が強く臥位高血圧も合併していた．
> ・ドロキシドパ　600 mg/日，分3，朝・昼・夕食後
> ・ピリドスチグミン　120 mg/日，分2，朝・昼食後

食事性（あるいは食後性）低血圧[5]

食事性（食後性）低血圧とは，食事中もしくは食後に血圧が低下する状態のことである．

a 症状

食事中もしくは食後にボーッとする，めまいがする，食事が進まなくなる，ぐったりする，時に意識が低下する．食事中にボーッとすると，誤嚥あるいは窒息の危険性があるので十分な問診が必要である．

b 病態生理

食事摂取による腸管血流の増加に伴い門脈血流が増加，静脈還流が減少し心拍出量が減少する．また，ニューロテンシンなどの消化管ペプチドが増加するが，消化管ペプチドは主として血管拡張作用があるため末梢血管抵抗が低下し，血圧低下に働く．自律神経障害があると，これらに対し自律神経を介した急速血圧調整が行われないため，血圧が低下する．

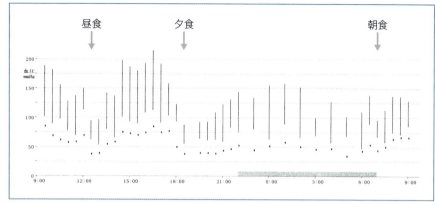

図2 ■ 24時間ホルター心電図・血圧計の結果

パーキンソン病患者の24時間ホルター心電図・血圧計の結果である．毎食後の食事性低血圧が認められる．

[織茂智之：認知症医療，木ノ下徹（編），中山書店，p.73 図3，2014[1]）より許諾を得て転載]

c 検査法

　体位を一定に保ち，食前から食後2時間くらいまで自動血圧計でモニターするか，30分ごとに血圧を測定する．また，24時間ホルター心電図・血圧計を用いて血圧の日内変動を測定する．図2はパーキンソン病患者（77歳，女性）の24時間ホルター心電図・血圧計の結果である．いつも食事後に意識がボーッとしてしまうと訴えたために検査を施行した．朝食後，昼食後，夕食後に血圧が低下していることがわかる．食前にT1/2の短い昇圧薬（ミドドリン）を投与し症状は改善した．

d 治療

1）食事療法

　①食事の量：少量を頻回に摂取する．
　②食事の温度：できるだけ高温食を避けるように心がける．
　③食物の成分：炭水化物の摂取を少なくすることが望ましい．炭水化物は特に夕食に集中させ，分割して摂取する．

④生活と食事の工夫：食事時間が短いほど血圧が低下しやすいために，食事をゆっくり摂る．

2）薬物療法

OH の薬物療法を参照．特に食前に T1/2 の短いミドドリンを投与する．

> **処方例**
> 症例：74歳，女性．朝食後と昼食後に食事性低血圧．
> ・ミドドリン　2 mg/日，分 2，朝・昼食前

臥位高血圧

臥位になると血圧が上昇する状態で，OH を有する患者に認められることがある．

a 症状

無症状のことが多いが，臥位高血圧が持続すると心臓や腎臓に負担が加わり，また高度になると，脳出血を起こす危険性もある．

b 病態生理

まだ不明なところが多いが，不適切なナトリウム利尿，血液量の増加，シナプス後部アドレナリン受容体に対する残存交感神経の緊張などが想定されている．

c 検査方法

OH の検査の臥位時に，1 分ごとの血圧を測定する．また，24 時間ホルター心電図・血圧計で測定する．診断基準についてはまだコンセンサスは得られていないが，OH を有する患者で臥位時に収縮期 150 mmHg 以上あるいは拡張期 90 mmHg 以上を臥位高血圧とする報告がある．

d 治療

治療としては，臥位高血圧を呈する患者は OH を合併しているので，臥位時頭部を 20°～30° 上げると軽度血圧が低下する．また，就寝前に短時間作用型の降圧薬を少量投与することがある．

排尿障害

排尿障害とは，なんらかの原因で排尿困難をきたすことで，蓄尿障害（頻尿，夜間頻尿，尿意切迫，尿失禁）と，排出障害（排尿困難，残尿，尿閉）に分類されるが，パーキンソン病では主に蓄尿障害による症状が認められる．近年，膀胱の不随意の収縮による尿意切迫感を伴う排尿障害を過活動膀胱（overactive bladder：OAB）と総称するようになり，病因に基づき神経因性 OAB と非神経因性 OAB に大別される．

a 症状

アンケート調査によると，下部尿路症状は 27～63.9％に認められるが，主に蓄尿障害による症状がみられる．夜間頻尿は最も多く 60％以上，尿意切迫は 33～54％，日中の頻尿は 16～36％，尿失禁は男性 26％，女性 28％に認められた．夜間頻尿のため睡眠不足になり，日中の傾眠や運動症状の悪化につながることがある．

b 病態生理

排尿の神経性コントロールとして，蓄尿は仙髄自律神経反射に依存し，橋の蓄尿中枢，視床下部，小脳，大脳基底核，前頭皮質が，排尿は脊髄-延髄-脊髄自律神経反射に依存し，中脳水道周囲灰白質，橋排尿中枢が関与している．これらのどこかに異常がみられると排尿障害が起こる．またパーキンソン病では，黒質線条体ドパミン神経の変性が，排尿筋過活動による排尿反射の脱抑制を引き起こしている可能性が指摘されている．

c 検査方法

　尿流の測定では採尿器に尿を排出し，尿流計で尿量を測定する．残尿測定では排尿後膀胱にカテーテルを挿入し，残尿を測定する．正常の尿流曲線は釣り鐘状で，ほぼ左右対称性である．正常では残尿はほとんどないので（30 mL まで），残尿があることは排出障害を意味する．

d 治療[3]

1）非薬物療法

　骨盤底筋体操，膀胱訓練，排尿習慣訓練などの保存的治療，外科的治療（コラーゲン注入法，膀胱頸部吊り上げ術）などがある．

2）薬物療法

　排尿障害に使用する薬物の特徴を記す．

a. 蓄尿障害治療薬

　主に，膀胱排尿筋収縮を減弱するものが用いられる．

①抗コリン薬（抗ムスカリン薬）：膀胱排尿筋の収縮力，あるいは緊張を低下させる．膀胱容量を増大させ，無抑制収縮を抑制して，頻尿，尿意切迫感，切迫性尿失禁を改善する．

- ソリフェナシン　5〜10 mg/日，分 1
- トルテロジン　4 mg/日，分 1
- イミダフェナシン　0.1〜0.2 mg/日，分 1〜2，最大 0.4 mg/日

②三環系抗うつ薬

- アミトリプチリン　10〜30 mg/日，分 1，就寝前

膀胱を収縮させるアセチルコリンの作用を抑え膀胱の容量を増やし，同時に尿道の筋肉の収縮力を高め，尿が漏れるのを防ぐ．高齢者には控える．

③平滑筋直接弛緩薬（カルシウム拮抗薬）

- フラボキサート　600 mg/日，分 3

④アドレナリン β_3 受容体刺激薬

　膀胱の排尿筋に存在するアドレナリン β_3 受容体に作用し，膀胱平滑筋を弛緩させて膀胱容積を増加させる．

- ミラベグロン　50 mg/日，分 1

b. 排出障害治療薬

①尿道抵抗を減弱する，②膀胱排尿筋収縮を増強する薬剤が使われる．

①尿道抵抗を減弱する薬剤

【α_1 遮断薬】

α_1 遮断薬前立腺肥大に伴う排尿障害

- タムスロシン　0.2 mg/日，分1，食後
- ナフトピジル　25〜75 mg/日，分1，食後
- ウラピジル　15〜60 mg/日，分2，最大 90 mg，朝・夕食後

α_1 受容体に結合して，尿道平滑筋および前立腺の緊張をゆるめる．

②膀胱排尿筋収縮を増強する薬剤

【抗コリンエステラーゼ薬】

- ジスチグミン　5〜20 mg/日，分1〜4

アセチルコリンを増加することにより膀胱排尿筋収縮力を増強する．

ガイドラインでは……

①過活動膀胱には非薬物療法，ドパミン補充療法を適宜行う．
②過活動膀胱には，膀胱選択性の高い抗コリン薬（ソリフェナシン，トルテロジン，イミダフェナシン，フェソテロジン）を考慮する．
③抗コリン薬の有効性が確認できない場合や副作用のため服用できない過活動膀胱には，ミラベグロンを考慮する．
④排尿困難に関してはアドレナリン遮断薬ウラピジルを用いる．ほかにはタムスロシン，ナフトピジルを考慮してもよい．

専門家のコツ

　パーキンソン病に伴う過活動膀胱には，抗コリン薬を用いるが，ムスカリン受容体には M_1，M_2，M_3 受容体があり，M_1 は中枢神経系に，M_2 は心臓に，M_3 は平滑筋に多く分布しているとされている．ソリフェナシン，トルテロジンは M_3 に特異性が高く，イミダフェナシンも比較的 M_3 に特

異性が高いため，中枢神経系の副作用が少ない．一方で，オキシブチニンはムスカリン受容体への選択制は高くないこと，血液脳関門を通過しやすいため，認知機能障害などの副作用を引き起こすことがあるので原則的には使用しない．また，プロピベリンはパーキンソニズムを悪化させる可能性が報告されている．$α_1$ 受容体には，$α_{1A}$ 受容体（前立腺に多い），$α_{1B}$ 受容体（血管に多い），$α_{1D}$ 受容体（膀胱に多い）とされ，タムスロシンとナフトピジルは $α_{1B}$ 受容体作用が少なく OH の危険性が少ない．ウラピジルは $α_{1B}$ 受容体作用を有するため，パーキンソン病にはやや使用しにくい．最近，アドレナリン $β_3$ 受容体刺激薬のミラベグロンが過活動膀胱に使用されることが多く，ガイドラインでも推奨されている．

処方例

症例：72歳，男性．夜間頻尿が強くイミダフェナシン 0.2 mg/日でやや改善したが，もう少し改善させたい．
- イミダフェナシン　0.2 mg/日，分1，就寝前
- ミラベグロン　50 mg/日，分1，夕食後

便秘など

a 症状

胃排出機能低下，便秘などが起こり，悪化すると麻痺性イレウスを起こすことがある．便秘は多くのパーキンソン病患者にみられ，また，運動症状発現前から認められることが多い．胃排出機能低下により L-ドパの吸収がわるくなり，L-ドパの効きがわるくなることがある．この際はドンペリドンなどの腸管運動を亢進させる薬剤を使用する．また，胃噴門の機能低下により食塊が胃に流れず嘔吐することがある．図3はパーキンソン病患者（83歳，女性）の胸部 CT である．食事が食べられなくなり嘔吐するため緊急入院した．食道下部に食塊がたまっているのが確認できる．安静，絶食，補液で軽快した．

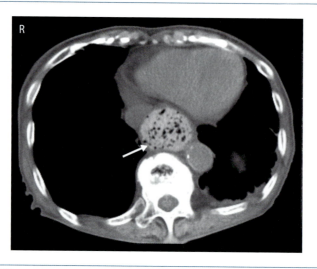

図3 ▌胸部CT

パーキンソン病患者（83歳，女性）．食道下部に食塊（矢印）がたまっているのが確認できる．
［織茂智之：パーキンソン病・パーキンソン症候群の在宅ケア，佐藤猛ほか（編），中央法規出版，p.73 図1-7-4, 2016より許諾を得て転載］

b 病態生理

　消化管運動に関わる神経は，延髄の迷走神経背側運動核から出た副交感神経の迷走神経と仙髄から出た副交感神経が腸管を支配し，腸管内では筋層間神経叢（アウエルバッハ神経叢）と粘膜下神経叢（マイスネル神経叢）の2つから構成され，神経吻合により相互連絡をしながら機能している．パーキンソン病の消化管運動低下の責任病巣は，中枢の自律神経系病変に加え，脊髄や末梢自律神経における病変が関与している．末梢自律神経系では，消化管にレヴィ小体が認められるが，食道下部に最も多く認められる．増悪因子としては，脱水，繊維の少ない食事，腸管蠕動運動抑制作用を有する抗パーキンソン病薬も一因になる．

c 治療[3]

1) 薬物療法

まず，消化管運動障害をきたしうる薬剤を服用しているかどうか確認し，可能なら減量または中止する．以下に消化管運動障害に対する薬剤を記す．

a. 消化管運動低下

- ドンペリドン　30 mg/日，分 3，食前または食後
- モサプリド　15 mg/日，分 3，食前または食後
- 大建中湯　15 g/日，分 2～3，食前または食間
- ルビプロストン　2 錠（1 錠 24 μg）分 2，朝・夕食後

単用または併用

b. イレウス

- パンテノール　50～100 mg/回を 1～3 回/日，最高 6 回，皮下，筋注，静注
- ジノプロスト　1,000～2,000 μg，2 回/日，点滴静注，10～20 μg/分

単用または併用

> **ガイドラインでは……**
>
> 便秘の治療は，
> ①便秘にはまず食物繊維と水分の摂取を行う．身体を動かし，座りがちな生活を避けるように指導する．
> ②薬物療法としては，酸化マグネシウム，センナ・センノシド，モサプリド，ルビプロストンなどの投与を行う．

性機能障害

a 症状

男性の性機能障害には性欲低下，勃起障害，射精障害，オーガズム不全，女性では性欲低下，オーガズム不全などがあるが，パーキンソン病患者では 37～65％に性機能障害がみられる．

b 発症機序

　生殖器は下部尿路とともに腰仙髄からの神経支配を受ける．さらに，性欲や勃起などは視床下部などの制御を受けており，これらの障害により性機能障害が起こると考えられている．

c 治療

> **ガ**イドラインでは……
>
> 性機能障害の治療は，男性パーキンソン病の場合には，シルデナフィル（1回の使用量 50〜100 mg）が有効である可能性が示されており，考慮してもよい．

発汗障害

a 症状

　発汗障害には発汗低下と過多がみられる．低下は四肢，特に下肢に多く，過多は顔，首，体幹にみられる．時に drenching sweats と表現されるほどの大量の発汗をきたし，社会的，肉体的，精神的な問題となることがある．また peak-dose ジスキネジアに伴って増悪する例もみられる．皮膚血管運動の自律神経障害による体温調整障害により，うつ熱，暑さ・寒さを感じにくい，環境温度に体温が左右されやすいなどの症状がみられる．

b 病態生理

　汗腺（エクリン腺）はアセチルコリン作動性の交感神経支配であるが，汗腺の機能障害あるいは器質的障害により発汗低下が起こる．発汗過多は発汗低下部位の皮膚温が下がらず，フィードフォワード制御がかかり続けること

により汗をかき続ける代償性発汗と考えられている．体温調整障害は発汗障害に加え，末梢皮膚血流低下が関与していると考えられている．

C 治療

> **ガ**イドラインでは……
>
> 運動症状の変動と関連性がある発汗発作では，まず運動症状の治療を考慮する．つまり，オフ時に発汗が多ければオフ時間短縮，ジスキネジア出現時に発汗過多があればジスキネジアに対する治療をそれぞれ行う，としている．重度の発汗過多に対しては，A型ボツリヌス毒素の腋窩・手掌への局所的投与が保険適用となっている．

> **専**門家のコツ
>
> 体温調整や発汗の異常は，高齢の人に多い脱水を重症化させる．特に認知症を伴う場合には体温の調整は容易ではない．適切な衣類や寝具の選択，環境温の調節，水分の補給などに注意するように心がける．

下腿浮腫

下腿浮腫は，パーキンソン病の自律神経障害に伴うものと，抗パーキンソン病薬の副作用によるもの，その両者によるものがある．パーキンソン病に伴うものとしては，下肢の運動量の減少により，静脈がうっ滞するために起こることが多い．時に静脈血栓症を合併していることがあるので，注意を要する．

ガイドラインでは……

2018年ガイドラインにはこの項目はない．2011年ガイドラインでは，①抗パーキンソン病薬で治療中に下腿浮腫がみられた場合には，心，腎機能検査とともに漿膜線維症によるものを除外する．②下腿浮腫はパーキンソン病治療薬の変更，あるいは利尿薬で軽快することがある．

専門家のコツ

比較的程度が軽い場合には，休息を取る際に，下肢をやや挙上する，下肢を自動的，あるいは他動的に屈伸する，弾性ストッキング（大腿部から腰までのものが推奨される）を使用するなどの指導を行う．時に，下肢静脈血栓症を起こしていることがあるので注意を要する．また，安易に利尿薬を使用しない．使用する際は少量から開始する．

文献

1) 織茂智之：レビー小体型認知症と自律神経障害（総論）．認知症医療，木ノ下徹（編），中山書店，東京，p.38-44, 2014
2) Verbaan D et al：Patient-reported autonomic symptoms in Parkinson disease. Neurology **69**：333-341, 2007
3) 織茂智之：自律神経症状の治療．Mod Physician **28**：1770-1773, 2008
4) Singer W et al：Pyridostigmine treatment trial in neurogenic orthostatic hypotension. Arch Neurol **63**：513-518, 2006
5) 長谷川康博ほか：知っていますか？ 食事性低血圧，南山堂，東京，2004

B. 非運動症状の治療

6 感覚症状

ここが POINT！

- パーキンソン病における感覚障害の愁訴はしばしば経験するが，なかでも痛みは最も多い．
- 中枢神経系におけるドパミンの不足は痛みに対する閾値を下げ，苦痛を増強する可能性がある．したがって，まずドパミン補充が不十分でないかどうかを検討する．
- 重度の嗅覚障害の存在は認知機能障害に先行して生じる場合があり，注意を要する．

a 痛み

　パーキンソン病の診療において，痛みに対する対処を求められることはきわめて多い．特に，前傾姿勢に伴って生じる腰痛の頻度は高い．他にもその原因は多彩であり，しばしば他の合併疾患，たとえば変形性脊椎症や肩関節周囲炎などによることもある．また，レストレスレッグス症候群が合併している場合も，症状が痛みとして表現されることが多い．痛みの治療を検討するにあたって，まずはこうした他疾患の合併がないか慎重に鑑別を進め，そうした場合は運動療法を含む原因疾患の治療が最優先となる[1]．

1）オフ期の痛み

　次に検討すべきなのはオフ期に出現する痛みに対する治療である．パーキンソン病ではオフ期のドパミン不足に起因して痛みの閾値が低下し，L-ドパの内服によりこの閾値は上昇して正常範囲に戻ることが知られている．健常人ではL-ドパ投与によるこうした痛み閾値の上昇はみられない．こうしたオフ期に特有の症状と考えられる場合は，運動合併症としてのウェアリ

グオフに対する治療プロトコールに従って対処する．ジスキネジアがある群では，L-ドパ投与によるオフ期とオン期の痛覚閾値の改善度の差が特に大きいことも指摘されている[1]．こうしたオフ期の痛みは非運動症状の変動（non-motor fluctuation）の一種であるともいえ，脳深部刺激療法[!]の有効性も報告されている[1]．当然ながら脳外科的治療の適応は，患者の全体像をふまえ慎重に検討する必要があるが，オフに伴って出現し，薬物療法が十分に奏効しない痛みに対しては考慮すべきであろう．オフ期のジストニアに伴う痛みについては，一般的な抗パーキンソン病薬によるオフ期に対する対応の他に，ボツリヌス毒素[適用外]も有効であることが報告されている[1]．

2）末梢〜中枢神経系の障害に伴う痛み

他に，ドパミン補充療法によって必ずしも消失するわけではないものの，末梢〜中枢神経系の障害に伴って生じていると考えられる疼痛も知られている．この場合も痛みはオフ期に増悪する傾向がある．こうした痛みはウェアリングオフに対する対処だけでは改善しないため，治療がより困難である．消炎鎮痛薬もあまり有効ではなく，むしろ一般に神経痛に対する治療薬の有効性が期待できる．たとえばエビデンスは乏しいが，アミトリプチリンなどの三環系抗うつ薬[適用外]は，痛みの閾値を上げることから，パーキンソン病患者にみられる感覚症状としての慢性頭痛に対する有効性が示唆されている．またデュロキセチンなどの選択的セロトニン再取込み阻害薬（SSRI）[適用外]が奏効する場合も経験する．

専門家のコツ

ガイドラインに記載はないがL-ドパの投与が末梢神経障害を誘発する可能性があり，そうした場合はビタミンB_{12}[適用外]の投与が勧められる[2]．

▶用語解説

[!] 脳深部刺激療法
p.5 用語解説参照

b その他の感覚障害

1）嗅覚低下

a. 概要

パーキンソン病における嗅覚低下は，AnsariとJohnsonによって最初に記載された[3]．その後の検討により，パーキンソン病患者の70〜80％以上に嗅覚異常が認められ，しかも病初期から障害されており，病期の進行の影響をあまり受けないことが判明してきた．患者の70％で嗅覚低下は事前に自覚されていないことから，患者への問診では不十分であり見過ごされている可能性が大きい[3]．嗅覚障害の程度が，L-ドパ治療による運動機能のオンとオフの出現に関連しなかったことから，嗅覚障害はドパミン不応性の症状であると理解されており，実際ドパミン補充薬の投与も嗅覚障害には無効であったことが報告されている．脳深部刺激療法の効果を検討した報告もあるが，その有効性については意見の一致をみていない．

b. アセチルコリン系の機能低下との関連

最近，重度の嗅覚障害はその後のパーキンソン病認知症の発症と関連することが示唆されている[4]．またパーキンソン病の嗅覚低下は，中枢神経系のアセチルコリン系の機能低下と関連することも報告されている．一方でパーキンソン病認知症の臨床像や病理像はレヴィ小体型認知症にきわめて類似していることが知られており，全体をまとめてレヴィ小体病と捉える考え方が提唱されてきている[5]．こうしたことから，レヴィ小体を特徴とする病理変化が脳幹を中心として広がると，古典的な運動症状を中心としたパーキンソン病の症候を呈し，嗅球から大脳辺縁系に広がると，嗅覚障害や認知機能障害が出現してパーキンソン病認知症やレヴィ小体型認知症の臨床像が完成すると考えることもできる（図1）．

レヴィ小体型認知症における認知機能低下と大きく関連するのが中枢神経系のアセチルコリン低下であること，コリンエステラーゼ阻害薬による認知機能障害の治療効果は，アルツハイマー病以上に大きいことも報告されている．そこで重度の嗅覚障害をバイオマーカーとして，認知機能障害の増悪前にドネペジル 適用外 による治療介入を行うことでパーキンソン病認知症の発症を予防し，予後が改善できないかどうかを確認するための臨床研究が進行中である．

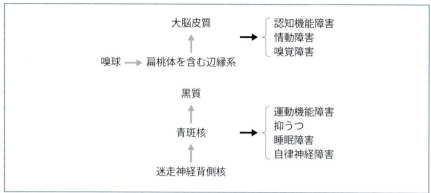

図1 ▍レヴィ小体病における2つの病態進展経路（仮説）

専門家のコツ

　さらにガイドラインに記載はないが経験的には，コリンエステラーゼ阻害薬〈適用外〉の投与により嗅覚障害がある程度改善する症例もある．このように，パーキンソン病における嗅覚障害は中枢のアセチルコリン系の障害と深く関連することが示唆されてきており，今後は嗅覚障害に対する対処法としてもコリンエステラーゼ阻害薬の有効性が検討されていくことが期待される．

2）味覚低下

　パーキンソン病では，味覚に関連する脳幹孤束核などに病理学的な異常がみられないことが知られているが，パーキンソン病患者における味覚については低下を認めるとする報告と認めないとする報告があり，一定の見解が得られていない．しかし，しばしば重度の嗅覚低下を示すパーキンソン病患者において，食べ物の味がかわったとの愁訴を聞くことがある．食物の味わいは味覚とともに嗅覚も関連し，これらが一体となって受容されていると考えられるため，嗅覚受容は当然ながら嗅覚障害の影響も受けると考えるべきであろう．こうした可能性が考えられる場合は，まずは嗅覚障害に対する対処を行うことが適切であると思われる．

3) その他

オフ時の感覚症状として呼吸困難感（sensory dyspnea）が出現することが知られている．no-motor fluctuation を伴う症例にみられ，胸郭の運動や呼吸そのものに関するパラメーターに異常はなく，単なる不安でもない．L-ドパ内服に伴い改善するため，治療方針は，ウェアリングオフへの対策と同様になる[1]．他に内在性の振戦（internal tremor）も報告されている[1]．この場合，他覚的には観察できない内在性のふるえが，胸部，腹部，上肢，下肢に感覚症状として自覚される．こうした症例の多くでその他の感覚症状（痛みやうずき，チクチクする感覚）の訴えがあり，かつ半数以上では不安を合併していた．また，オフ時に多い傾向があるが運動症状の変動との間に時間的な関連はなく，抗パーキンソン病薬は多くの症例であまり効果はみられず，半数弱の症例では抗不安薬や気分安定薬が奏効したと報告されている[1]．

処方例

症例①：72歳，男性．発症から10年経過．
1～2年前から両下肢の痛みが徐々に増悪してきた．腰椎MRIにて軽度の変性変化があるも痛みの原因とは考えにくい程度であった．また神経伝導検査も正常であった．まず，ドパミン補充療法を増強したが痛みは改善しなかった．
・デュロキセチン 適用外 （抗うつ薬との記載あり）20 mg/日，朝1回（症状をみながら40 mg程度まで増量）
※セレギリン（MAOB阻害薬）と併用禁止であることに注意

症例②：75歳，女性．発症から8年経過．
1年ほど前から嗅覚低下を自覚．徐々に増悪してきた．最近では匂いがまったくわからず食事もおいしく感じなくなった．
・ドネペジル 適用外 （ガイドラインには記載なし）3 mg/日，朝1回（症状をみながら5 mgまで増量）

文 献

1) 高橋一司：9. 感覚障害の治療. ガイドラインサポートハンドブック　パーキンソン病, 武田　篤（編），医薬ジャーナル社，東京，p.158-180，2011
2) Toth C et al : Levodopa, methylmalonic acid, and neuropathy in idiopathic Parkinson disease. Ann Neurol **68** : 28-36, 2010
3) 武田　篤ほか：パーキンソン病と嗅覚. Clin Neurosci **25**：46-47, 2007
4) Baba T et al : Severe olfactory dysfunction is a prodromal symptom of dementia as-

sociated with Parkinson's disease : a 3 year longitudinal study. Brain **135** : 161-169, 2012
5) 武田　篤：レビー小体型認知症 Parkinson's disease with dementia. 日臨 **69**［増刊］: 350-355, 2011

第4章
これで名人！
問題症例にどう対処するか？

症例 1　起立性低血圧が先行した症例

a　症例——呂律が回らない！

　症例は79歳，女性．主訴は「呂律が回らない」である．10年前から高血圧に対し近医でアムロジピン5 mgを投与されていた．3年前ころより夜中に急に大声で騒ぐことを家族から指摘されており，また2年前ころより時に立ちくらみを感じることがあった．X年6月某日，自宅で座っていたところ急に全身の力が抜けて立ち上がれなくなり，また呂律が回らなくなったため当院に救急搬送された．

　救急外来受診時，一般内科学的には血圧は70/43 mmHgと低下，神経学的には意識は清明，軽度小脳性の構音障害，右上下肢に軽い小脳症状，右上肢に軽度筋強剛を認めた．急性発症の構音障害より脳血管障害を疑い脳MRIを施行したところ，拡散強調画像で右上小脳動脈灌流域に高信号領域を認め（図1），小脳梗塞と診断し神経内科に入院となった．

　入院後血圧は安静臥位で130～160/70～90 mmHg前後に回復，また安静，保存的治療で構音障害，小脳症状は次第に改善し消失した．急激な血圧の変動がみられたことより，シェロング試験を施行したところ，安静臥位時血圧が159/78 mmHg，脈拍57/分，起立3分以内に125/72 mmHg，脈拍63/分と低下し，起立性低血圧（orthostatic hypotension：OH）陽性と診断した．

　一方，右半身の筋強剛，右手の軽度運動緩慢，歩行時の軽度の前傾姿勢よりパーキンソニズムの存在を疑い，レム睡眠行動障害（REM sleep behavior disorder：RBD）の病歴，入院後施行した嗅覚検査（OSIT-J）で4/12と低下，OH陽性，脳MRIでは小脳梗塞以外明らかな所見はなかったことより，発症ごく早期のパーキンソン病と診断した．ドパミントランスポーター（DAT）シンチグラフィでは両側線条体，特に左線条体の集積が低下し

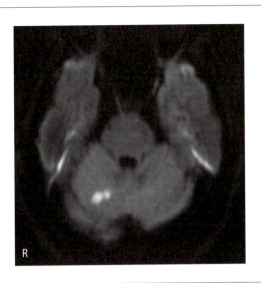

図1 ▎脳MRI（拡散強調画像）
右上小脳動脈灌流域に高信号領域がみられる．

ており（図2），^{123}I-metaiodobenzylguanidine（MIBG）心筋シンチグラフィでは後期像のH／M比が1.36と集積が低下していた（図3）．

b 問題点の整理

　入院する原因となった小脳梗塞は，右上小脳動脈の動脈硬化性変化に血圧低下が加わり，血行力学的な機序で発症したアテローム血栓性脳梗塞と診断した．また，発症時の低血圧の原因として，逆流性食道炎悪化に伴う食欲低下による脱水傾向，降圧薬の服用に加え，OHのためと考えた．さらに本人の自覚はないが，入院時の診察で筋強剛が認められ，小脳梗塞回復後も残存しており，また，運動緩慢，筋強剛，歩行時軽度前傾姿勢などパーキンソニズムが認められた．病歴上RBDが確認され，入院後施行した嗅覚検査で嗅覚低下が確認された．

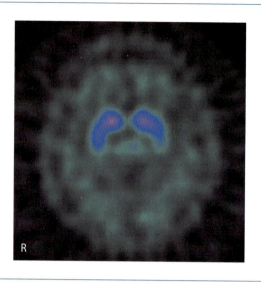

図2 ▎DAT シンチグラフィ
両側線条体特に左線条体の DAT 集積が低下している.

C 治療の実際

　急性期の小脳梗塞に対しては，抗血小板薬とエダラボンの投与を，逆流性食道炎に対しランソプラゾールを，脳梗塞再発予防に対しては抗血小板薬の継続を，OH については，水分摂取などの生活指導，降圧薬の中止，その後臥位高血圧が認められたため，ピリドスチグミン 60 mg を投与した（「第 3 章-B-5. 自律神経症状」を参照）．退院前のシェロング試験では，安静臥位後血圧が 132/57 mmHg，脈拍 61/分，起立後 3 分以内の最低血圧が 117/58 mmHg，脈拍 65/分と OH の程度は改善し，時々みられた立ちくらみはなくなった．退院後次第に右上肢の使いづらさを自覚するようになり，退院 2 ヵ月後より L-ドパ・カルビドパ 100/10 mg の投与を開始し，症状は改善した．

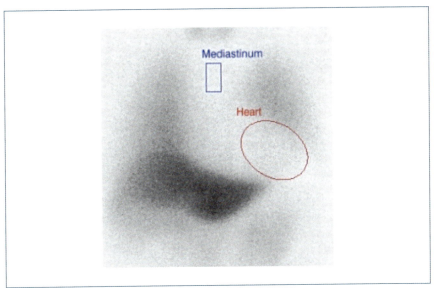

図3 ▎MIBG 心筋シンチグラフィ（プラナー正面像，後期像）
心臓の MIBG 集積は非常に低下し，H/M 比も 1.36 と低下している．

d 解説

　本例は，運動症状発症前に RBD，おそらく OH に伴うと推定される立ちくらみなどの非運動症状が出現しており，また自覚症状はなかったが嗅覚検査で嗅覚の低下が確認された．入院時の神経学所見で軽度のパーキンソニズムを認めたため，DAT シンチグラフィを施行したところ，両側線条体特に症状側の反対側に強い集積低下が認められた．DAT シンチグラフィでは変性疾患に伴うパーキンソニズムの鑑別はできないため，MIBG 心筋シンチグラフィを施行し明らかな集積低下を認めたため，パーキンソン病と診断した．

　図4 は圧受容器反射による血圧の神経性調整を示したものである．なんらかの原因で心臓からの心拍出量が低下し血圧が下がると（たとえばヒトが直立すると 500〜700 mL の血液が胸腔内から下肢や腹部臓器に移動・貯留し，心臓への還流血液量が約 30％減少し心拍出量が減少する），総頸動脈にある圧受容器の頸動脈洞が血圧低下を感知し，迷走・舌咽神経を介して延髄

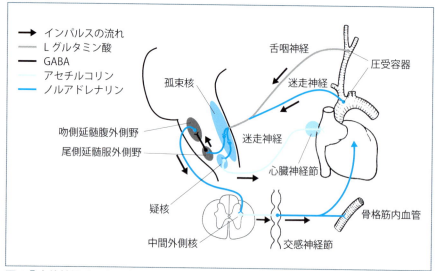

図4 ■ 自律神経系による血圧の調整（圧受容器反射弓）

[Benarroch EE：Neurology, 2008 を参考に作成]

　孤束核の神経細胞に抑制性のインパルスを送る．この抑制性インパルスは尾側延髄腹外側野にそのまま伝えられ，ここから吻側延髄腹外側野に GABA 作動性神経（抑制性）により抑制の抑制，すなわち興奮性のインパルスを送り，これは脳幹・脊髄を下降し中間外側核の神経細胞に興奮性インパルスを伝える．この興奮性インパルスは，交感神経節を介して心臓や血管の交感神経終末まで伝えられ，ここからノルアドレナリンが放出され，心拍出量の増加と末梢動脈の収縮により血圧が上昇する．一方，延髄孤束核の神経細胞に伝えられた抑制性インパルスは，疑核にも抑制性のインパルスを送り，これは迷走神経を介し心臓神経節に抑制性のインパルスを送り，副交感神経からのアセチルコリン放出を抑制し交感神経系が優位になり，血圧上昇を助ける．パーキンソン病ではこの圧受容反射に異常がみられる．

　パーキンソン病ではこのように，運動症状以外にも，自律神経障害（OH，排尿障害，便秘，発汗異常，陰萎など），嗅覚障害，RBD，認知機能障害，精神症状などのさまざまな非運動症状が認められる[1]．これら非運動症状は，運動症状出現前にみられることがあること，他のパーキンソニズムとの鑑別になりうること，Braak らによりパーキンソン病における脳内の病理学的進

展過程が報告され，いくつかの非運動症状が運動症状に先行する可能性があることが病理形態学的に示された[2]ことより，パーキンソン病の早期診断において，非常に重要な症候である．またこれら非運動症状の多くは，運動症状にも増して日常生活動作（ADL）に重大な影響を及ぼすことがあり，非運動症状の早期発見と治療は非常に重要な課題である．本例は，非運動症状が運動症状に先行して起こり，さらに非運動症状の1つであるOHにより引き起こされた合併症を契機にパーキンソン病と診断された症例である．

文　献

1) Chaudhuri KR et al : Non-motor symptoms of Parkinson's disease : diagnosis and management. Lancet Neurol **5** : 235-245, 2006
2) Braak H et al : Staging of brain pathology related to sporadic Parkinson's disease. Neurobiol Aging **24** : 197-211, 2003

症例 2 嚥下障害が徐々に進行した高齢者の例

a 症例──食事も薬も飲み込めない！

　80歳，男性．歩行困難で発症して8年が経過している．ここ1～2年はHoehn & Yahr 重症度分類 Ⅳ度程度の重症度で経過していたが，次第に嚥下障害のために食事摂取や薬の内服が困難となってきていた．今回，発熱と呼吸困難のため緊急受診したが，胸部X線像上，右下肺野に陰影を認め誤嚥性肺炎と診断し入院となった．

- L-ドパ・カルビドパ配合（ネオドパストン®）　600 mg/日，分4（8：00，12：00，16：00，20：00）
- ロピニロール（レキップ®）CR錠　8 mg/日，分1，朝
- イストラデフィリン（ノウリアスト®）　50 mg/日，分1，朝

併用

b 問題点の整理

　誤嚥性肺炎の治療のため絶食として内服薬も中止のうえで治療せざるをえない．その間の経口投与以外の方法でのパーキンソン病治療が十分に行われるかどうかで予後が大きく左右されるケースである．また，長期的には再発防止の方策も立てなくてはならない．

c 治療の実際

　入院後，酸素吸入を開始するとともに絶食として補液と抗菌薬の投与を開始した．内服薬をすべて中止とし，かわりに以下を開始した．

- L-ドパ（ドパストン®）注　100 mg/回を1日4回，1回1時間程度で静注
- ロチゴチン（ニュープロ®）パッチ　1日 13.5 mg で開始

併用

幸い肺炎は次第に改善し，1週間後にはベッド上で坐位を保持できるようになった．約2週間で抗菌薬も終了することができた．これと並行して経鼻胃管を挿入し経管栄養を開始し，ネオドパストン®も粉砕し懸濁液として再開した．その後数日かけてドパストン®注を漸減・中止した．ニュープロ®パッチはそのまま継続とした．嚥下リハビリテーションを進めるとともに，飲水テストを繰り返したが全面的に経口栄養を再開することにはやや不安が残ったため，本人と家族の同意を得て胃瘻（percutaneous endoscopic gastrostomy：PEG）を形成した．その後，胃瘻から経口剤と栄養を注入することとして，家族の監視のもとで嚥下しやすい食材を選んで日中の食事を少量から再開し退院となった．

d 解説

1）ドパミン補充療法の必要性

　手術や検査などで数日程度の絶食が必要な場合と異なり，誤嚥性肺炎の場合は絶食期間が数週間以上に及ぶことも多いため，経口剤が使用できない状態でのドパミン補充療法の重要性は非常に大きい．また，嚥下障害そのものもある程度抗パーキンソン病薬治療に反応することから，単に悪性症候群の予防といった観点ではなく，運動障害の治療に十分なドパミン補充が必須である．「パーキンソン病診療ガイドライン2018」の記載では，経口L-ドパ・末梢性ドパ脱炭酸酵素阻害薬（DCI）配合剤100 mgに対してドパストン®注を50〜100 mg使用することとなっている．本例の場合，ネオドパストン®をもともと600 mg/日で内服していたことから，ドパストン®注で代替しようとすると300〜600 mg/日の用量が必要であると推定される．しかしながらドパストン®注の添付文書の記載では，「通常成人1日量L-ドパとして25〜50 mgを1〜2回に分けて，そのままゆっくり静注または生理食塩液もしくはブドウ糖注射液などに希釈して点滴静注する」となっており，添付文書に記載の用量が圧倒的に足りないことに注意する必要がある[1]．これについては日本神経学会から改善の申し入れがなされているが，いまだ対応が進んでおらず今後の対策が急務である．また，ドパストン®注の投与にあたってシリンジポンプなどで24時間投与としてしまうと，十分な最高血中濃度が得られずに，薬効が不十分となることがある．内服薬で想定される血

表1 ■ L-ドパ用量換算表

種類	薬剤	L-ドパ換算用量（LED）(mg/100 mg L-ドパ)
L-ドパ製剤	L-ドパ・DCI	100
ドパミンアゴニスト	ロピニロール	5
	プラミペキソール	1
	ロチゴチン	7.5
	ペルゴリド	1
	カベルゴリン	1.5
	ブロモクリプチン	10
MAOB阻害薬	セレギリン	10
COMT阻害薬	エンタカポン	L-ドパ量×0.33
アマンタジン	アマンタジン	100

[Tomlinson CL et al：Mov Disord **25**：2649-2653, 2010[2)]を参考に作成]

中濃度の変化に従って，1日に2～4回程度に分けて，それぞれ30分～1時間程度で静注するほうがよりよい治療反応性が得られる．

2）ドパミンアゴニスト

ドパミンアゴニストについては，ドパミンアゴニスト離脱症候群（dopamine agonist withdrawal syndrome：DAWS）の予防のためにも，貼付剤のニュープロ®パッチに置き換えることが推奨される．その他の内服薬を含めて，L-ドパ換算用量（表1）[2)]を参考にドパストン®注の投与量を決めて，運動障害の治療を継続することが重要である．本邦のみで使用されているゾニサミド（トレリーフ®）とイストラデフィリン（ノウリアスト®）のL-ドパ換算量について定説はないが，治験時の運動障害の改善スコアの程度から，おおむねトレリーフ®50 mgとノウリアスト®40 mgがそれぞれL-ドパ100 mg程度と推定される．意識障害を併発している例では，幻覚やせん妄などの精神症状をしばしば伴うためドパミン補充薬の十分な増量が行いにくい場合があるが，本例のようにそうでないケースではできるだけ肺炎発症前のL-ドパ換算量近くまでドパストン®注とニュープロ®パッチでドパミン補充を行っていくようにするべきである．認知機能障害の合併例では貼付剤のコリンエステラーゼ阻害薬の使用も検討する必要がある．

3) 食事について

本例のようなケースでは，肺炎の回復後も嚥下障害のために誤嚥性肺炎の再発リスクが高いと予想される．嚥下リハビリテーションを進めても全面的な食事の再開に不安を感じる場合には，胃瘻造設について検討を進める必要がある．その場合も経口での食事の摂取が不可能になるわけではないことをよく説明することが重要である．食事は人生の大きな楽しみであり，絶食状態を続けることは少なからぬ苦痛を伴うことを医療者側もよく理解しておく必要がある．

文 献

1) 西川典子ほか：経口摂取不可時の Parkinson 病治療薬の検討．神経治療 **28**：677-680, 2011
2) Tomlinson CL et al：Systematic review of levodopa dose equivalency reporting in Parkinson's disease. Mov Disord **25**：2649-2653, 2010

症例 3　衝動制御障害で家族が困った例

a 症例——パチンコ通いがやめられない

まずは3症例を呈示する．

1) 症例1

63歳，男性．3年前からの手指振戦を訴えて来院した．静止時振戦に加え，筋強剛，運動緩慢があり，合併症や服薬歴なく，MRIで特記すべき異常もみられなかった．知的機能はMini-Mental State Examination (MMSE) で30点満点であった．パーキンソン病 Hoehn & Yahr 重症度分類Ⅱ度と診断し，プラミペキソールを1日0.25 mgから開始し，0.75 mgまで増量した．

3ヵ月後，妻にかわりはないかと問うと，投薬開始後，急にパチンコ通いをするようになった．それまでパチンコはまったくしたこともないが，病院帰りに近くにあるパチンコ屋に立ち寄って興味をもち，以後頻繁に通うようになった．性格を聞くと，元来，朗らかで積極的かつ好奇心旺盛な性格である．パチンコ屋ではそのときもっているお金をすべてつぎ込む状態であり，月に20万円程度を浪費していることが明らかとなった．妻は，自分のお金なので少々は構わないと，受容的であったが，いずれ問題は拡大すると考えられたため，原因薬と考えられるプラミペキソールをやめ，L-ドパ 200 mg/日に変更した．これによりパチンコ通いは消失．運動障害も改善した．

2) 症例2

発症4年目の57歳，男性．手指振戦と歩行障害で発症．某病院でパーキンソン病と診断され，L-ドパとペルゴリドで加療されていた．その後，振戦が強くなったためペルゴリドがプラミペキソールに変更となり，1日3 mgまで増量された．その1年後からパチンコ通いが顕著となり，お金が足りないと親しい知人から借金をするようになった．プラミペキソールを中止したが，パチンコ通いは止まらなかった．このため，当院に紹介受診．こ

の時点で Hoehn & Yahr 重症度分類はオン時 III 度，オフ時 IV 度，MMSE は 25 点であった．元来，賭けごと，アルコールとは無縁のおとなしい，まじめな性格であったが，パーキンソン病発症後，四肢のしびれ，冷感が強くなり，頭がぼんやりすると訴えるようになった．これらから逃れるための気晴らしにパチンコを始め，病みつきとなり，1 日 4, 5 万円を浪費するようになった．妻が諫めても勝手に家を抜け出して知人に資金を借り，1 年半の経過で借金は 800 万円となっていた．

ドパミンアゴニストをドパミン D_3 受容体刺激作用の軽いカベルゴリンに変更し，衝動性抑制目的で一時的にオランザピンを併用した．これにより，いったんパチンコ通いは消失したが，1 年後より再燃，加えて風俗店通い（性欲亢進），過食などの別種の行動異常もみられるようになった．カベルゴリンを中止したが，運動障害の悪化（Hoehn & Yahr 重症度分類 IV/V 度）を強く訴えるようになった．非定型抗精神病薬クエチアピン（セロクエル®）は無効であった．借金がふくらんで 1,000 万円を超え，離婚話も出るようになったため，運動障害改善，減薬目的で視床下核脳深部刺激療法（STN-DBS）を施行した．異常行動は消失し，L-ドパ・末梢性ドパ脱炭酸酵素阻害薬（DCI）配合剤 300 mg/日のみで Hoehn & Yahr 重症度分類 III 度となった．離婚は回避された．

3）症例 3

50 歳でパーキンソン病を発症して 10 年を経た 60 歳，男性．59 歳ころからウェアリングオフ，やや遅れてジスキネジアが出現していた．某病院でパーキンソン病として L-ドパ・DCI 配合剤が 400 mg/日処方されていた．しかしオン時間が 2 時間程度に短縮し，仕事に障ることもあって実際には 600 mg/日以上を服用していた．それも，いくつかの病院，診療所に駆け込み，失くしたなどと訴えて余分に薬を入手していた．60 歳時，網膜剝離のため別の病院に入院した．不自由な入院生活の中でよい動作を確保しようと，自身の判断で L-ドパ・DCI を増やして服薬し，1 日最大 1,800 mg 程度を服用するようになった．その結果，服薬時には強いジスキネジアが出現，精神的には躁状態となり，冗長，横柄，攻撃的，易興奮，好訴状態となった．加えて軽い幻視や猜疑心，被害的妄想が重なった．L-ドパが切れると意欲が減退し，抑うつ的で，情動失禁がみられた．

これらの行動異常のため強制退院となり，困り果てた家族に連れられて岡

山旭東病院を初診．Hoehn & Yahr 重症度分類はオン時 Ⅲ度，オフ時 Ⅳ度，MMSE は 29 点．躁状態に加え，L-ドパが切れることへの強い不安と不満を訴えた．L-ドパ量の制限と，オフの不快を除くこと，そして興奮状態の沈静化をめざした．すなわち，L-ドパを 400 mg／日に制限し，抗精神病薬を追加，オフの訴えにアマンタジンと，長半減期，かつドパミン D_3 刺激作用の少ないカベルゴリンを併用した．これらにより運動合併症は消失し，L-ドパへの渇望も消えた．

しかし，1 年後，運動合併症再燃と並行して軽度ながら L-ドパへの渇望が再燃した．オフ時の不快感からの逃避が L-ドパ渇望の最大要因と考え，ウェアリングオフ改善目的で STN-DBS を施行し症状は改善した．現在，7 年を経て運動障害は進み，軽いウェアリングオフは再燃しているが L-ドパ渇望，その他の異常行動は消失したままである．

b 問題点の整理

症例 1 は少量のプラミペキソールを追加したあとから，それまで縁がなかったパチンコ屋通いが始まった．週 3 回以上通い，1 回 5 万円程度を使ってしまう．もともと好奇心旺盛な男性であり，病的賭博を生じやすいタイプである．まだ異常行動を生じて日が浅く，損失は少ない．しかし，放置しておくといずれ家庭問題に発展する．

症例 2 は同じ病的賭博を生じて 1 年半を経て来院．この時点で借金が 800 万円となっていた．薬物調整でいったん改善したものの再燃し，病的賭博に加えて性欲亢進や過食も出現した．いずれも衝動制御障害（impulse control disorder：ICD）に含まれる．これによって借金は 1,000 万円を超え，離婚問題に直面した．

症例 3 は L-ドパへの渇望が問題である．すなわち，オフの不自由から逃れたい一心で必要を超えた量，回数の L-ドパを服用していた．その結果，オン時には運動面での効き過ぎ症状であるジスキネジア，精神面では躁状態，焦燥感，易怒，易興奮，幻覚・妄想，オフ時にはうつ，情動不安がたかまった．このような L-ドパ渇望はドパミン調節障害（dopamine dysregulation syndrome：DDS）と呼ばれる．

c 治療の実際

　ICDへの治療には原因となるドパミンアゴニストの減量，中止，変更を試みる．症例1ではプラミペキソールを中止してL-ドパを増量し，ICDは消失した．症例2ではプラミペキソールをカベルゴリンに変更，いったん改善した．しかし，再燃したため，STN-DBSを行い，症状は消失した．症例3はオフ時の苦痛から逃れたい気持ちがL-ドパ過量服用の背景と考え，L-ドパ1日服用量を400 mg/日に厳しく制限するとともに，薬効変動を改善する目的でアマンタジン，カベルゴリンを追加して症状はいったん改善した．その後の経過中，再燃を生じたため，薬効変動改善をめざしてSTN-DBSを施行，長期の改善を得た．

d 解説

　パーキンソン病患者では，治療経過中，さまざまな行動の異常がみられることがある．頻度はせいぜい十数％と低いが，家庭，社会生活を障害し，患者，家族の生活の質（QOL）を劣化させる．行動異常の多くはドパミン補充療法と関連して生じ，ICDと呼ばれる．病的賭博，性欲亢進，買いあさり，むちゃ喰いが知られる［新しい精神疾患分類のDiagnostic and Statistical Manual of Mental Disorders（DSM-5）では病的賭博は「依存」に分類された］．この他，ドパミン補充療法薬使用に関連してL-ドパ依存（DDS），強迫的行動の反復であるpunding（反復常同行動）[1]も生じる．DDSの診断基準にはL-ドパへの渇望および，①気分障害（躁，うつ），②行動障害（性行動亢進，病的賭博），③pundingのいずれかの組み合わせが用いられることもある．

　これら行動異常の原因には脳内報酬系を形成する中脳辺縁系ドパミンニューロン（図1)[1]の活性化が考えられている．ICDはドパミンアゴニスト服用者に生じやすく，辺縁系に特徴的に分布するドパミンD_3受容体の刺激

▶用語解説

[1] 反復常同行動
第2章-6（p.32）参照

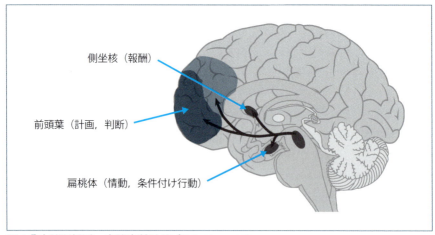

図1 中脳辺縁系, 中脳皮質系ドパミンニューロン

[Weintraib D：Ann Neurol **64**（Suppl 2）：S93-S100, 2008[1)]を参考に作成]

効果が発現に関与している可能性がある. 患者側の特徴として若年発症の好奇心旺盛な例に生じやすく, 性欲亢進は男性により多い. DDSは間欠的なL-ドパ血中濃度の増減が関与すると思われる. ICDを生じやすい患者がDDSも生じやすい（表1）[2)].

治療には, まずL-ドパやドパミンアゴニストを必要最低限に減量する. punding以外ではドパミンD_3への親和性の高いプラミペキソールなどのドパミンアゴニストから親和性の低いロチゴチンやカベルゴリンへの変更や, 中止が奏効する可能性がある. 興奮やうつなどの感情障害合併例では（非定型）抗精神病薬や抗うつ薬を考慮する. DDSの場合は, 症例3のように退薬時の強い不快, 抑うつが一因となる. したがって, オフ状態の改善が有用と考えられる. この目的でL-ドパ製剤の必要を超えた服用を制限し, 少量分割投与, 徐放性ドパミンアゴニスト併用など,「禁断」を生じにくいcontinuous dopaminergic stimulation（CDS）に沿った治療を計画する. STN-DBSは抗パーキンソン病薬を減量しつつ運動合併症を改善する効果が期待でき, 減薬による日常生活動作（ADL）の悪化なしにICDやDDSを改善する効果が期待できる. 病的賭博では家人による制止も有効とされる. キーパーソンとなる家族の納得と協力のもとに治療を進めることが重要と考える.

表1 DDS，衝動制御障害，punding の背景比較

	DDS	衝動制御障害		punding
		病的賭博	性欲亢進	
抗パーキンソン病薬の要因				
総投与量	○	○	○	○
ドパミンアゴニスト	×	○	○	○?
疾病要因				
若年発症	○	○	○	○
罹病期間	9.5年	7.8年	9.6年	より長期
認知機能障害	△?			○?
個体要因				
衝動性	○	○	○	○
男性	×	○	○	行動様式に差異
結婚		○	○	
薬物依存歴	○	○	×	
うつ	○	△	○	

[Evans AH et al：Mov Disord **24**：1561-1570, 2009[2]) を参考に作成]

文　献

1) Weintraib D：Dopamine and impulse control disorders in Parkinson's disease. Ann Neurol **64**（Suppl 2）：S93-S100, 2008
2) Evans AH et al：Impulsive and compulsive behaviors in Parkinson's disease. Mov Disord **24**：1561-1570, 2009

症例 4 自動車の運転が必要な例

a 症例――個人タクシーの運転手

　症例は62歳，男性で右利き．個人タクシーの運転手で主訴は左手のふるえ．5年前の夜中に時々大声を出したり，時に体をばたばたさせてベッドから落ちることがあった．2年前から左上肢のふるえを自覚したが，日常生活動作（ADL）に問題はなかった．X年に客に指摘されたのを機に，当院を紹介されて受診．初診時一般内科学的には特に問題はなく，神経学的には，左上肢の静止時振戦，左右上肢の筋強剛が認められた．Unified Parkinson's Disease Rating Scale（UPDRS）part Ⅲ は16点．非運動症状は，便秘・レム睡眠行動障害（RBD）があり，嗅覚は6点とやや低下していた．起立性低血圧は認めなかった．Mini-Mental State Examination（MMSE）は30点で認知症はない．脳MRIは正常，^{123}I-metaiodobenzylguanidine（MIBG）心筋シンチグラフィのH/M比は早期像1.74，後期像1.65と低下，ドパミントランスポーターシンチグラフィではspecific binding ratio（SBR）は右2.95，左3.76と右有意に低下していた．以上より，パーキンソン病（Hoehn & Yahr 重症度分類 Ⅱ度）と診断した．

b 問題点の整理

　運転を職業とする個人タクシーの運転手で，62歳と非高齢者のパーキンソン病患者である．振戦は非利き手で，UPDRS part Ⅲ は16点と運動症状は比較的軽症である．治療に際しては，傾眠や突発的睡眠を起こさないような治療が必要となる．

c 治療の実際

　傾眠や突発的睡眠を起こしやすい抗パーキンソン病薬は，非麦角系ドパミンアゴニストである．本例は非高齢者であること，運動症状は比較的軽度で非利き手あることよりL-ドパは第一選択にしなかった．また，職業が運転手であることより，前述の非麦角系ドパミンアゴニストは使用しにくいと考えた．麦角系ドパミンアゴニストの選択肢はあるが，運動症状が比較的軽度であること，他の選択肢が残されているので積極的には考えなかった．選択肢としては，モノアミン酸化酵素B（MAOB）阻害薬，抗コリン薬，アマンタジン，ゾニサミド（単独使用は保険適用外）〔適用外〕があるが，初期治療のエビデンスがあり，また本邦でも単独使用が認められるようになったMAOB阻害薬のセレギリン2.5 mgから開始し，徐々に増量し7.5 mgにした．

d 解説

1）パーキンソン病患者の運転

　運転をするには，運動機能と認知機能がともに正常に働く必要がある．したがって，運動機能の低下，思考・情報処理速度の低下を認めるパーキンソン病患者では，自動車を運転することが困難になりうることは想像にかたくない．さらに，運動機能の改善のために使用する抗パーキンソン病薬の副作用により，傾眠や突発的睡眠の起こることがあり，薬剤の選択も重要な課題である．

　Klimkeitらによると，パーキンソン病の患者でみられる運転上の問題点は，①反応が遅い，②ハンドル操作が不正確，③赤信号の無視，④スピードの低下，⑤レーンを守るのが困難，などがあげられている[1]．運転シミュレータを用いた運転能力測定では，進行期パーキンソン病患者（Hoehn & Yahr重症度分類Ⅲ度）では早期の患者（Hoehn & Yahr重症度分類Ⅰ度）や健常人よりも反応時間が遅延しミスも増加する[2]．また路上運転で評価した報告においても，パーキンソン病患者は健常人と比較して死角が多く，車線変更・駐車・反転が困難であり，信号を見落とすことが多いとされている[3]．

2）パーキンソン病における傾眠と突発的睡眠

　パーキンソン病患者における傾眠の頻度は15〜74％，多くは30〜40％，突発的睡眠は0〜43％とされ，報告間でばらつきが大きい．自動車運転など

危険を伴う作業について指導が必要な薬剤（添付文書上に自動車運転，機械の操作，高所作業など危険を伴う作業についての記載がある薬剤）のうち「警告」欄に記載のある医薬品は，プラミペキソール，ロピニロール，アポモルヒネ，ロチゴチンなどの非麦角系ドパミンアゴニスト（突発的睡眠および傾眠），ボリコナゾール（羞明，霧視，視覚障害など）である．また，「重要な基本的注意」欄に従事させない，またはそれに類する記載のある医薬品（眠気だけでなくさまざまな理由があげられている）は，睡眠薬，抗てんかん薬，抗精神病薬，抗不安薬，抗うつ薬，鎮痛解熱薬，抗ヒスタミン薬，その他の抗パーキンソン病薬など多数ある（詳細は「第3章-B-4．睡眠障害」を参照）．

a. 傾眠

元来傾眠とは，意識障害（意識混濁）の程度の1つで，周囲からの刺激があれば覚醒するが，すぐに意識が混濁してしまう状態のことである．パーキンソン病に伴う傾眠は，周囲からの刺激があれば覚醒するが，すぐにうとうととして睡眠に陥りやすい状態である．傾眠を起こす背景として，加齢，パーキンソン病に伴う睡眠-覚醒機構の障害，夜間の不眠，レム睡眠行動障害（RBD），うつ，薬剤，睡眠時無呼吸などがある．

b. 突発的睡眠

突発的睡眠とは，前徴もなく突然に寝入ってしまい，刺激がなくとも2〜5分ほどで目覚める状態のことである．前徴はないと訴える例でも，実際には眠気が先行していることがある．突発的睡眠の危険因子は，高齢，男性，運動症状が重症，罹患期間が長期，日中過眠，過量のドパミンアゴニストなどと報告されている．新ガイドラインでは，経験的にドパミンアゴニストの使用に伴う突発的睡眠に関しては薬剤の減量および変更が試みられることが多いが，エビデンスは十分でないとしている．

文献

1) Klimkeit EI et al : Driving ability in Parkinson's disease : current status of research. Neurosci Biobehav Rev **33** : 223-231, 2009
2) Lings S et al : Driving with Parkinson's disease : a controlled laboratory investigation. Acta Neurol Scand **86** : 33-39, 1992
3) Wood JM et al : Quantitative assessment of driving performance in Parkinson's disease. J Neurol Neurosurg Psychiatry **76** : 176-180, 2005

症例 5 脳深部刺激療法（DBS）でよくなった若年例

a 症例──出張の多い営業職の患者

　48歳時にパーキンソン病発症の59歳，女性．営業職として海外を含む出張が多い．数年前からウェアリングオフを生じていたが，徐々に悪化して1日3度はオフとなり，動きにくくなる．ドパミンアゴニストでオフは軽減するが，プラミペキソール，ロピニロール，ペルゴリドなどで夫への嫉妬妄想を生じる．また，うつ状態に陥ることもしばしばである．夫は比較的病態を理解できているが，たびたびの中傷，攻撃に介護不安を訴えている．そのつど入院して薬物調整を行い，2時間おきのL-ドパ・末梢性ドパ脱炭酸酵素阻害薬（DCI）配合剤の少量分割投与に少量のブロモクリプチンを併用していた（図1a）．ところがある時期から，予期しない急なオフが出現するようになった（図1b）．これに対し，L-ドパ・DCI 50 mg/日の内服や，アポモルヒネ1 mg/回のレスキュー注射でしのいでいた（図1c）．主治医はDBSも選択肢として勧めたが，患者は脳に異物を挿入する手術に踏み切れない状態が続いた．

　しかし，出張時や接客中に急に動けなくなることを不安に思う気持ちが強まり，また海外出張にはアポモルヒネ注入器を危険物と怪しまれそうで持ち歩きにくいと感じ，負担になってきた．そこで59歳時，視床下核脳深部刺激療法（STN-DBS）施行を決意した．この時点でHoehn & Yahr重症度分類は，オン時Ⅱ度，オフ時Ⅴ度，Mini-Mental State Examination（MMSE）29点，Frontal Assessment Battery（FAB）17点であった．

　施術3ヵ月後の状態を図1dに示す．DBSが著効し，投薬なしでも日常生活に支障がない程度に改善した．L-ドパ・DCI 100 mg/回，1日3回の投与で仕事が継続でき，妄想も，うつ状態もみられなくなった．

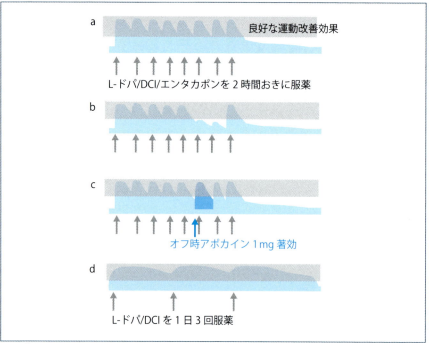

図1 各種治療のウェアリングオフへの効果

a：L-ドパ，DCI，エンタカポンを2時間おきに頻回分割投与することで，日中はオン状態が持続する状態となった．1日総投薬量はL-ドパ・DCIが800 mg，エンタカポンが1,200 mg，ブロモクリプチンが22.5 mgであった．
b：その後，午後を中心にオフが出現するようになった．
c：アポカイン1 mgの皮下注射でオフは改善するが，注射器の持ち運びが不便であり，突然のオフに怯えつつの生活となった．
d：STN-DBS施行後は少量のL-ドパ・DCI製剤（1日300 mg）のみで安定した運動能力が維持できるようになった．

b 問題点の整理

　本例は若年発症のパーキンソン病患者で，認知機能障害はない．仕事上，頻繁な対人交渉や国外も含む出張がある．数年前からウェアリングオフを生じるようになった．オフ改善目的でドパミンアゴニストを何種類か併用したが，いずれも妄想を悪化させるため使えない．このため2時間おきにL-ドパとエンタカポンを服用していたが，最近オフ時の運動症状が悪化していた．また，予期しないオフも生じるようになり，職務遂行への支障が大きくなっ

た．オフの改善にアポモルヒネ注射剤が有効であるが，注射器が大きくて持ち運びにくく，特に海外への持参が気になっていた．頻回服薬のため，以前からDBSを勧めていたが，患者は脳に電極を留置することに抵抗があった．

c 治療の実際

仕事中，特に出張中や顧客との面談中にオフがみられるようになり，DBSを受け入れた．手術の結果，薬なしでも身辺のことはできる程度に改善した．実際には，L-ドパ100 mgの1日3回投与を併用し，より動きが改善し（Hoehn & Yahr 重症度分類 II度，オフなし），意欲が改善，うつもなくなった．

d 解説

パーキンソン病治療には薬物療法，リハビリテーションと並び，定位脳手術がある．線条体-視床-大脳皮質を結ぶ回路のうち，ドパミン枯渇のため抑制がとれて過活動となった部分を破壊ないし電気刺激（DBS）で障害し，機能の正常化を図る手技である．主要運動症状（振戦，無動，筋強剛），運動合併症（ウェアリングオフ，ジスキネジア）に改善が期待でき，若いほど有効とされる．

障害部位と期待できる効果とを表1にまとめる[1]．最近では可逆的に障害できるDBSが多用されている．主なターゲットは視床下核（STN）と淡蒼球内節（GPi）である．効果は同様とされるが，STN-DBSでは減薬効果が期待できる．一方で，STN-DBSはGPi-DBSに比べて認知機能障害や精神症状を誘発しやすい可能性がある．振戦治療には視床のDBSや破壊術も行われる．

手術の適応は，ドパミン補充療法薬が有効であるが副作用のため十分量投与できないか，運動合併症が顕著で効果が安定しない時に考慮する．本例では幻覚・妄想で十分量のドパミンアゴニストが使えないうえにウェアリングオフが顕著であり，2時間おきの服薬が必要であった．また，突然のオフもあり，薬物療法が困難化していた．そのためSTN-DBSを施行し，著効が得られたものである．薬物を十分量投与しても動けない（ドパミン補充療法

表1 パーキンソン病主要症状と手術効果一覧

術式		症状に対する有効性						
		振戦	筋強剛	寡動	歩行・姿勢障害	症状の変動	ジスキネジア	薬剤減量効果
破壊術	視床	○	△	×	×	×	—	×
	淡蒼球	○	○	○	○	○	○	×
	視床下核	△	△	△	△	△	△	△
刺激術	視床	○	×	×	×	×	—	×
	淡蒼球	○	○	○	○	○	○	×
	視床下核	○	○	○	○	○	○	○

○：1つ以上のエビデンスレベルⅠあるいはⅡの試験で有効性が証明された手術法.
△：エビデンスレベルⅢまたはⅣの試験で有効性が証明された手術法.
×：エビデンスレベルⅣ以上の試験で無効と証明された手術法.
—：エビデンスなし.
[日本神経学会(監修)：パーキンソン病治療ガイドライン2011, 医学書院, 2011[1] を参考に作成]

が無効)，75歳以上の高齢者，ないし認知機能障害がある患者では適応にならない．従来，DBSは発症から14, 15年を経て施行されることが多かった．最近，3年以内という早期に施行し，薬物療法よりも以後の運動機能が良好に保たれると結論づけたEARLYSTIM試験の結果[2]が話題になっている．しかし，議論の余地も多く，薬物療法の進歩もある．日常生活上の困難度を顧みて個々の症例ごとに判断すればよいと思われる．

文献

1) 日本神経学会(監修)：パーキンソン病治療ガイドライン2011, 医学書院, 東京, 2011
2) Deuschl G et al : Stimulation of the subthalamic nucleus at an earlier disease stage of Parkinson's disease : concept and standards of the EARLYSTIM-study. Parkinsonism Relat Disord **19** : 56-61, 2013

症例 6 急に生じるオフ (unpredictable-off) の例

a 症例──突然動けなくなる！

65歳，女性．左手の振戦で発症してから15年が経過しており，現在左側優位の筋強剛と無動を認める．Hoehn & Yahr 重症度分類は，オン時 Ⅲ度であるが，オフ時にはⅣ～Ⅴ度まで悪化する．数年前からウェアリングオフを自覚するようになり薬剤調整を行ってきたが，それに加えて1年前より服薬の時期とは関係なく急にオフとなるエピソードが生じるようになってきた．L-ドパ服薬後のオン時と考えられる時期に数秒程度の間に急に動けなくなり，予期できないタイミングでたびたび介助を要する状態となるため，1人では外出できなくなった．認知機能に問題はなく，精神症状もない．

- L-ドパ・カルビドパ水和物・エンタカポン配合（スタレボ®）［配合錠 L100］5錠/日，分5（7：00，10：00，13：00，16：00，19：00）
- プラミペキソール（ミラペックス®）［LA錠 3 mg］1錠/日，分1，朝   併用
- セレギリン（エフピー®）　5 mg/日，分1，朝
- ゾニサミド（トレリーフ®）　50 mg/日，分1，朝

b 問題点の整理

L-ドパの長期使用に伴って，ウェアリングオフとともに予想できないオン・オフが生じているケースである．ウェアリングオフと異なり，オン・オフの場合には，出現時期が予測できないこと，またオフが数分～数十分程度と一般的にウェアリングオフのオフ期に比して短いことが多く，L-ドパなどの内服薬の追加はあまり役立たないことがほとんどである．このケースの場合，オフ時にはまったく動けなくなることもあるため，外出にも大きな困難が生じており生活の質（QOL）上も問題である．

c 治療の実際

　本人と相談のうえで，入院のうえでアポモルヒネ（アポカイン®）の導入を行うこととした．入院後，オフ時に 1 回 1 mg から開始して少しずつ 1 回投与量を増量しながら薬効を判定したところ，3 mg に達した時点で，皮下注後 10 分程度で Hoehn & Yahr 重症度分類 Ⅲ度まで回復することが確認された．内服薬の変更は特に行わないまま退院となった．退院後は外出時にも常にアポカイン®を携行することでオフが生じても自分で対処できるようになり，1 人での外出が再び可能となった．また，いざというときにはアポカイン®という手段があると思えるようになったことで，外出時の不安も解消し以前のような日常生活を送れるようになった．今後増悪時には L-ドパ・カルビドパ水和物配合経腸用液（levodopa-carbidopa intestinal gel：LCIG）（デュオドーパ®）による L-ドパ持続経腸療法の導入を検討予定である．

d 解説

　ウェアリングオフに比較して L-ドパの内服時期に関係なく生じるオン・オフ（unpredictable on-off）に対する対処法は限られており，内服薬のみではなかなか治療が困難であることが多い．ウェアリングオフに比して頻度は高くないが，オン・オフを示す例の多くは重篤なウェアリングオフやジスキネジアなど他の運動合併症を併発しており，オフ時の運動障害もより重篤であることが多い．頻度が多くないこともあり，unpredictable on-off を対象とした大規模臨床試験は報告されておらず，治療方法についてのエビデンスは乏しい．確立された方法はないが，本例の場合はアポモルヒネ皮下注がよく奏効した．本邦でも 2012 年から使用できるようになっており，試してみる価値があると思われる．脳深部刺激療法（DBS）が有効であったとの報告もあるが，その評価は定まっていない．2016 年より LCIG による L-ドパ持続経腸療法がウェアリングオフに対する治療法として本邦でも承認された．これもオン・オフに対する治療効果についての評価は定まっていないが，有効性が期待されている．

■索　引■

欧文

A
akinesia　62
aromatic amino acid decarboxylase（AADC）　53

B
bradykinesia　62

C
camptocormia　65
continuous dopaminergic stimulation（CDS）　54, 142

D
deep brain stimulation（DBS）　4, 5, 147
delayed on　52
delayed-start デザイン　47
diphasic ジスキネジア　53
dopamine agonist withdrawal syndrome（DAWS）　22, 29, 136
dopamine dysregulation syndrome（DDS）　32, 33, 140
dropped head　65
Drug Delivery System（DDS）　7

I
impulse control disorder（ICD）　23, 140

K
kinésie paradoxale　63

L
Lee Silverman Voice Treatment-Loud（LSVT-Loud）　68
levodopa-carbidopa intestinal gel（LCIG）　5, 56, 152
long term potentiation（LTP）　55
L-ドパ　2, 17
L-ドパ・カルビドパ水和物配合経腸用液　5, 56, 152
L-ドパ持続経腸療法　7, 27, 58, 152
L-ドパ・末梢性ドパ脱炭酸酵素阻害薬（DCI）　21, 25, 30, 135, 139, 148

M
MAOB 阻害薬　4, 11, 12
motor complication　51
muscle afferent block（MAB）　66

N
N-methyl D-aspartate（NMDA）受容体　81
no on　52

O
off period ジストニア　53, 58
orthostatic hypotension（OH）　106, 128
overactive bladder（OAB）　112

P
Parkinson disease-mild cognitive impairment（PD-MCI）　79
parkinsonism-hyperpyrexia syndrome　29

Parkinson's disease with dementia
　　（PDD）　77
peak-dose ジスキネジア　53
periodic limb movement disorder
　　（PLMD）　96
Pisa 症候群　65, 67

R
rapid release　42
REM sleep behavior disorder（RBD）
　　95
restless legs syndrome（RLS）　96
Rytary　7

S
scoliosis　65
sensory dyspnea　125

U
unpredictable-off　151

和文

あ
悪性症候群　22, 29
アセチルコリン　6, 79, 123
圧受容器反射　106
アマンタジン　13
アメジニウム　107
αシヌクレイン凝集物　79

い
維持量　21
イストラデフィリン　136
痛み　121
遺伝子治療　8
意欲減退　70

う
ウェアリングオフ　2, 51, 57, 152
うつ　70
運転　145
運動合併症　2, 10, 51
運動症状　10
運動療法　5

え
嚥下障害　50, 67, 134
エンタカポン　4

お
オフ時　4, 5
オランザピン　38, 91
オン・オフ　52, 152

か
臥位高血圧　111
過活動膀胱　112
覚醒障害　100
下腿浮腫　32, 119
下肢静止不能症候群　96
寡動　62
カプグラ症候群　87
ガランタミン　81
感覚症状　121

き
嗅覚低下　123
起立性低血圧　104, 106, 128

く
クエチアピン　38, 42, 91
首下がり　65
クロザピン　42, 91

け
傾眠　146

血液脳関門　41
幻覚　32, 85
減量　22

こ
構音障害　68
効果減弱　25
抗コリン薬　13
呼吸困難感　125
腰曲がり　66
コリンエステラーゼ阻害薬　79

さ
細胞移植治療　7

し
ジスキネジア　2, 53, 58
姿勢異常　50, 65
持続的ドパミン受容体刺激　54
自発性低下　70
ジヒドロエルゴタミン　108
周期性四肢運動障害　96
消化管障害　38
消化管ペプチド　109
衝動制御障害　23, 138, 140
職業　15
食事性（食後性）低血圧　109
食事の影響　26
自律神経症状　104
神経変性　10
進行期パーキンソン病　50
振戦　16
心臓弁膜症　32, 35, 39

す
睡眠時無呼吸症候群　96
睡眠障害　96
すくみ　50, 62
スルピリド　43

せ
性機能障害　117
セレギリン　4, 12, 37
セロトニン 2A（5-HT_{2A}）受容体　42
セロトニン症候群　37

そ
側弯　65
ゾニサミド　4, 13, 16, 136

た
タクリン　79

ち
チアプリド　43
蓄尿障害　112
腸管運動低下　27

て
転倒　7, 50

と
突発的睡眠　32, 101, 146
ドネペジル　79, 123
ドパミン D_2 受容体　42
ドパミンアゴニスト　3, 18, 41
ドパミンアゴニスト離脱症候群　136
ドパミン調節障害　32, 33, 140
ドパミン補充療法　7, 46, 135
ドロキシドパ　107

な
内因性うつ　74
斜め徴候　65, 67

に
日中過眠　100
ニューロテンシン　109
認知機能障害　32, 77

ね
年齢 14

の
脳深部刺激療法 4, 5, 147

は
排出障害 112
発汗障害 118
パレイドリア 87
反復常同行動 141

ひ
非運動症状 5, 10
ビタミン B_{12} 122
非麦角系ドパミンアゴニスト 15, 35, 39
ピリドスチグミン 108
疲労感 70

ふ
フィードフォワード制御 118
プラミペキソール 16
フルドロコルチゾン 108
プロプラノロール 108

へ
便秘 115

ほ
歩行スピード 7
ボツリヌス毒素 122

み
味覚低下 124
ミドドリン 107

む
ムスカリン受容体 114
無動 62

め
メマンチン 81

も
妄想 32, 85
モダフィニル 102
モノアミン酸化酵素B阻害薬 4

や
薬剤性パーキンソニズム 40

ら
ラサギリン 12

り
リスペリドン 43
リバスチグミン 80

れ
レヴィ小体 79, 104
レヴィ小体病 79, 123
レヴィ神経突起 79, 104
レストレスレッグス症候群 96
レム睡眠行動障害 95

実践！パーキンソン病治療薬をどう使いこなすか？

| 2018年12月1日　第1刷発行 | 著　者　武田　篤, 柏原健一, 織茂智之 |
| 2023年1月30日　第2刷発行 | 発行者　小立健太 |

発行所　株式会社　南　江　堂
〒113-8410　東京都文京区本郷三丁目42番6号
☎(出版)03-3811-7236　(営業)03-3811-7239
ホームページ　https://www.nankodo.co.jp/

印刷・製本　永和印刷
装丁　渡邊真介

Practical Guide to Parkinson's Disease Medications
© Nankodo Co., Ltd., 2018

定価は表紙に表示してあります.
落丁・乱丁の場合はお取り替えいたします.
ご意見・お問い合わせはホームページまでお寄せください.

Printed and Bound in Japan
ISBN978-4-524-25871-0

本書の無断複製を禁じます．
JCOPY〈出版者著作権管理機構　委託出版物〉

本書の無断複製は，著作権法上での例外を除き禁じられています．複製される場合は，そのつど事前に，出版者著作権管理機構（TEL 03-5244-5088，FAX 03-5244-5089，e-mail: info@jcopy.or.jp）の許諾を得てください．

本書の複製（複写，スキャン，デジタルデータ化等）を無許諾で行う行為は，著作権法上での限られた例外（「私的使用のための複製」等）を除き禁じられています．大学，病院，企業等の内部において，業務上使用する目的で上記の行為を行うことは私的使用には該当せず違法です．また私的使用であっても，代行業者等の第三者に依頼して上記の行為を行うことは違法です．